JN077369

スクリプトで学ぶ
救急活動プロトコール

優れた台本に従えば自然にレベルアップできる画期的な学習法

池 上 敬 一

日本医療教授システム学会代表理事
前 獨協医科大学越谷病院救急医療科教授

第1版第2刷発行について

本書は，発行元が真興交易㈱医書出版部から株式会社シービーアールに変更になりました．
なお，2016年5月20日（第1版第1刷）発行の『スクリプトで学ぶ救急活動プロトコール』と
同一内容です．

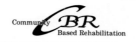

目　次

はじめに

　この本では「よくできる」救急隊員[*1]が，傷病者ごとにどのような方法で救急活動を行っているのか，その考え方・組み立て方について解説します．

　「よくできる」救急隊員は，その本人が意識しているか否かにかかわらず（多くの場合，意識していません），救急活動の組み立て方がよく似ています．「よく似ている」というより「共通の考え方」を用いて救急活動を行っているといったほうがいいでしょう．「よくできる」救急隊員が共有している救急活動の考え方・組み立て方を「見える化」し，設計した教材が『スクリプト[*2]で学ぶ救急活動プロトコール』です．出場指令を受けて現場に向かい，現場活動を行い病院搬送と引き継ぎを終え，救急活動全体を振り返るまでの救急活動の仕方（状況評価から判断を導き，判断から処置や活動のプランを選択し，選択したプランを実行する方法のサイクルを回し続ける）を一般化した救急活動プロトコール[*3]を用いることで，さまざまな傷病者に対し最適な救急活動を実践できるようになります．

　この本でいう救急活動プロトコールに基づいて，傷病者ごとに救急活動を組み立てる方法を図1に示します．まず，傷病者に一般的に適用する救急

[*1] 「よくできる」救急隊員：消防署で若い隊員が救急活動を行う際に手本にする救急隊員のこと．新しい知識を吸収し，自分の救急活動に活用する努力をいつも行っている．消防組織，地域メディカルコントロール協議会，地元の救急病院のスタッフからも信頼されている．

[*2] スクリプト：台本，脚本や繰り返し用いるコンピュータのプログラムなどを意味する用語．「よくできる」救急隊員が共有している救急活動を組み立てる台本，コンピュータに例えればオペレーティングシステム（OS）に相当する．表1を参照．

[*3] 救急活動プロトコール：傷病の原因によらず，すべての傷病者に当てはめることができる救急活動の基本的な構造．ショックの輸液や低血糖に対するブドウ糖投与などの処置拡大プロトコールは，救急活動プロトコールの中で選択し実施する．

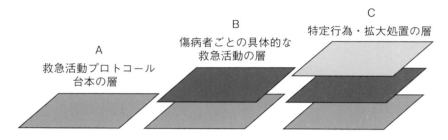

図1　救急活動プロトコール（台本）を基盤とする救急活動の層構造

A：一般的な救急活動の台本を記述した層.
B：台本を利用し傷病者ごとに最適化した救急活動を行う層.
C：傷病者に必要な特定行為や拡大処置を行う層.

活動プロトコールの台本[*4] を一番下の層に置きます（図1のA）. この台本化
された救急活動プロトコールを雛形として利用し, 傷病者ごとの救急活動を
組み立てながら実行します（図1のB）. 救急活動の中で特定行為や拡大
処置を選択する際には, 台本の層（図1のA）と傷病者ごとの具体的な救急
活動の層（図1のB）の上に, 選択した特定行為・拡大処置の層を重ねます
（図1のC）. 救急活動を層別（台本の層, 傷病者ごとの具体的な救急活動の
層, 傷病者の救命率向上・予後改善に必要な特定行為・拡大処置の層）に組み
立てることで, 多様な傷病者に個別の救急活動を行うことができ, さらに,
今後拡大が予想される処置を選択し実行することが効果的に行えるように
なります.

　従来の救急活動プロトコールの種類を図2に示します. これまで現場で広
く使われてきたプロトコールには院外心停止のプロトコールと外傷のプロト
コールがあります（心肺機能停止傷病者のプロトコールと外傷傷病者のプロ
トコール）が, 前者には包括指示・特定行為ごとのプロトコールが設定され

[*4] 台本：演劇・映画・行事や催し物（イベント）などの出来事の進行を実時間順
　に記述したもの. 関係者が台本に従って行動することで, 演劇や催し物の統制
　をとることが可能になる. 関係者の共通認識を形成し協調を図るために使う.

心肺機能停止傷病者のプロトコール

CPA 活動フローチャート（アルゴリズム）
AED を用いた除細動フローチャート（アルゴリズム）
器具を用いた気道確保フローチャート（アルゴリズム）
気管挿管フローチャート（アルゴリズム）
静脈路確保フローチャート（アルゴリズム）
薬剤投与フローチャート（アルゴリズム）

外傷傷病者のプロトコール

JPTEC（外傷病院前救護ガイドライン）フローチャート（アルゴリズム）

図2　従来の救急活動プロトコール（フローチャート・アルゴリズム）
の種類

ています．プロトコールの構造はフローチャート（アルゴリズム）形式で，
救急活動のプロセスが流れ作業図として表現されています．フローチャート
は問題解決の方法を視覚的に把握したり，決まった手順を複数の人数で繰り
返し再現する場合には，手順の明確化と思考の負担を軽減する上で有用です
が，「このとおりの手順を繰り返せばいい」という短絡を招きやすいという
問題があります．この本では救急活動プロトコールをスクリプトとして示す
ことで，従来の流れ作業図の行間を補完しています．

　「よくできる」救急隊員になるためには，「よくできる」救急隊員の考え方
（すなわち「優れた台本」）をそっくりそのまま学習する必要があります．
それが本書「スクリプトで学ぶ救急隊員のための救急活動プロトコール」の
目的であり，副題「優れた台本に従えば自然にレベルアップできる画期的な
学習法」の趣旨になります．

第1章
この本の使い方

1.1 この本の対象者と利用法

1.2 できるようになるための学習法

1.3 この本をどのように利用するのか

1.1 この本の対象者と利用法

　この本は救急救命士の標準的な教科書のように，救急活動に必要な知識を網羅的に系統立てて解説することはしていません．その代わりに救急活動という仕事のやり方をそっくりそのまま学習することを目的にしています．

　教科書的な知識を暗記していなければ救急活動を行うことはできませんが，教科書的な知識を暗記しているだけでは救急活動を行うことはできません．傷病者の救命率を向上したり予後を改善するためには知識を使って傷病者ごとに問題解決を行い，質の高い救急活動を行う必要があります．そのためには救急活動という仕事全体の中で，教科書的な知識をどうやって利用するかを学習・トレーニングする必要があります．

　この本は従来の教科書では独立して取り上げられていない「救急活動という仕事の仕方」を学ぶことを目的としています．この本と従来の教科書を併用することで，救急活動ができるようになるための学習・トレーニングの効果・効率・魅力は高まります．

　以下，この本が想定する対象者ごとに，利用法（学習の方法や指導・トレーニングの方法）について説明します．

ⓐ 救急救命士養成課程の学生や研修生と指導者

　教科書に従った講義を聴いて知識を暗記するだけでなく，この本の台本を使って教科書の知識を救急活動の中でどのように使うのかを事例を使って考えます（現場経験のある救急隊員や研修生には最適です）．

　指導者は講義で知識を伝達するだけでなく，事例を使って知識の使い方の学習を支援するといいでしょう（この本の台本を使ってシナリオトレーニングを行うなど）．反転学習[*5] などのアクティブ・ラーニング[*6]を行う場合

[*5] 反転学習（反転授業）：通常の授業では授業中に教科書的な知識を講義し，応用練習や課題は宿題とされてきた．反転学習では教科書的な知識は予習し，授業では応用練習や課題解決に挑戦する．

には，教科書の知識は講義前に勉強してきてもらい，講義ではメンタル・シミュレーション*7を行うことは効果的な方法です．

ⓑ 消防本部・消防署

この本のテーマである救急活動プロトコールのスクリプトは救急活動そのものであり，オン・ザ・ジョブ・トレーニング（OJT）にも，集合研修にも利用することができます．

OJT であれば救急隊ごとに事前の打ち合わせや事後の振り返りに用いることで，救急活動の質向上の課題の分析やトレーニング法を考案するなど改善活動を実践します（「第4章 まとめと発展学習」を参照）．

集合研修であれば，実際に経験した救急活動事例に基づいてシナリオを作成し，救急活動プロトコールを利用する練習を行うといいでしょう．

ⓒ 地域メディカルコントロール

メディカルコントロール体制を利用し，救急活動プロトコールを用いた消防組織内の OJT・研修に医師のフィードバックを加えることにより，学習・トレーニングの医学的な面での学習効果が期待できます（「第4章 まとめと発展学習」を参照）．

ⓓ シミュレーション研修

救急活動プロトコールのスクリプトを用いて，救急活動全体のシミュレーション研修をデザインすることができます．学習者のニーズにより，救急活動のどの段階に焦点を当てたシミュレーション研修を行えばよいのかを決めます（「第4章 まとめと発展学習」を参照）．

---

*6 アクティブ・ラーニング：伝統的な学習では学習者は教員の話を受動的に聴いて，教員が伝達する知識を暗記していた．アクティブ・ラーニングでは学習者は学習活動に能動的に関与することで，知識の使い方を学習する．
*7 メンタル・シミュレーション：マネキンを使って体を動かすフィジカル・シミュレーションではなく，頭の中で考え方（評価する，選択する，実行する）のリハーサルを行うシミュレーション．ペーパー・ペイシェントなどを用いる．

ⓔ 指導者養成

　指導的救急救命士やメディカルコントロール医師を養成する際に，救急活動プロトコールを共通知識とすることは極めて重要だと考えられます．

　経験を積んだエキスパートの考え方を整理したり，コンセンサスを形成するためにこの本を利用することができます．

1.2　できるようになるための学習法

　図 3 には，救急活動プロトコールの層（**図 1**）に含まれる救急活動の 8 つの段階（手順）を示しました．1）勤務に入ってから出場指令を受けるまで，2）出場し現場に到着するまで，3）現場に到着した後に行う現場観察と傷病者の初期評価，4）傷病者の詳細な評価と判断，そして処置，5）搬送先病院の選定（救命救急センターを選定する場合と，二次救急病院を選定する場合に分かれます），6）受け入れ病院への搬送途上，7）病院での引き継ぎ，8）救急隊による救急活動の振り返り，になります．**図 1** は救急活動全体の構造を層別に示しましたが，救急活動を行う（あるいは学習する）場合には図 3 の救急活動の 8 つの段階を用います．

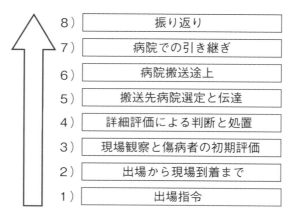

8）	振り返り
7）	病院での引き継ぎ
6）	病院搬送途上
5）	搬送先病院選定と伝達
4）	詳細評価による判断と処置
3）	現場観察と傷病者の初期評価
2）	出場から現場到着まで
1）	出場指令

図 3　救急活動の 8 つの段階

　仕事ができるようになるために学習する時，仕事の全体構造を地図やガイドとして利用すると学習の効果が向上します．この本では，救急活動という仕事の構造を図1は概念として，図3は段階（手順）として示しました．また，救急活動という仕事を木に例えると，図1の概念は木を支える根っ子，図3の段階（手順）は木の幹に，そして，手順を行うために必要な詳細な知識は木の枝や葉っぱ（教科書などに記載してある情報）に相当すると考えてよいでしょう（図4）．経験と知識が豊富な救急隊員は，広く伸びた根っ子，太い幹とそこに広がる生い茂った枝葉からなる大木のような知識体系を救急活動に活用しているでしょうし，一方，経験の浅い救急隊員が持っている知識は，何とか根っ子を広げた細い幹と何本かの枝と葉っぱからなる小さな木に例えることができます．次に，小さな木を大きな木に育てる方法について説明します．

　図5に，救急活動という仕事を通して（現場での仕事と職場内で行うシミュレーション研修を繰り返すなど），新人の救急隊員からよくできる救急隊員に成長する過程を示しました．ここでは新人の救急隊員の成長を，小さな木

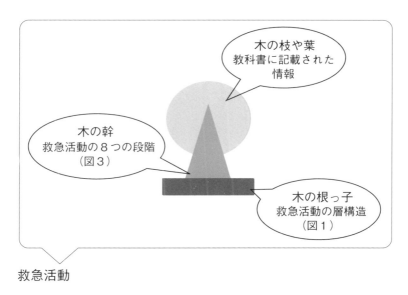

図4　救急活動という仕事の構造（木に例えた）

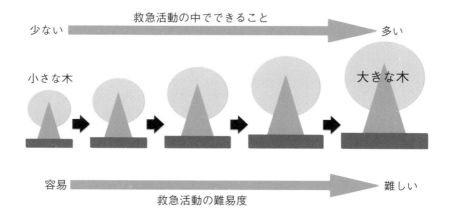

図5　救急活動を通した救急隊員の成長：小さな木から大きな木へ
できる範囲の拡大と難しさへの対応が拡張する．

から大きな木への成長に例えました．小さな木から大きな木への成長は3つの面（図5）で生起します．1つ目は経験を積むに従い救急活動の層構造（図1）がしっかり定着してくること，2つ目は救急活動の8つの段階（図3）の応用範囲が広がること，そして3つ目に臨床推論や処置に必要な知識と技術の拡大です．この3つをバランスよく拡大することで，小さな木の根と幹と枝葉が広がり，やがて大木に成長するように（図5），新人救急隊員からよくできる救急隊員に成長していきます．学習方法のポイントは，救急活動全体を通して学ぶことと，学習のガイドとして救急活動の台本を用いることにあります（図3には台本の段階を，表1にはその詳細を示しました）．

　図3に示した考え方，すなわち救急活動を8つの段階で構成されるまとまった仕事と見なすやり方は，実は日常生活でも頻繁に用いています．私たちは生活や仕事上の一連の手続きを，あるパターンとして記憶していて，状況に応じて適切なパターンを記憶の中から取り出して，その状況に対応しています．救急活動では図3のパターンを呼び出して使っていますし，例えば，レストランに行って食事をする場合には図6のパターンを呼び出して使っています．図6は「レストランの台本」と呼ばれていますが，レストランで食事

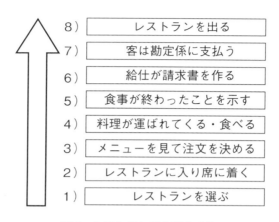

8) レストランを出る
7) 客は勘定係に支払う
6) 給仕が請求書を作る
5) 食事が終わったことを示す
4) 料理が運ばれてくる・食べる
3) メニューを見て注文を決める
2) レストランに入り席に着く
1) レストランを選ぶ

図6　レストランで食事をする

をする手順は次のように一般化することができます．レストランで食事を
する時に利用するパターンの8つの段階は，1) レストランを選ぶ，2) 入店
し案内に従って席に着く，3) メニューを見て注文を決める，4) 料理が運ば
れてくる・食べる，5) 食事が終わったことを示す，6) 給仕が請求書を持っ
てくる，7) 勘定係に料金を支払う，8) レストランを出て食事の経験を振り
返る，になります．

　レストランに入る時，私たちは無意識のうちに「レストランの台本」を記憶
の中から取り出し，その手順に従って考え行動しています．レストランに
入るたびに「さて，中に入ったらどうやったらいいんだろう」という不安が
生じないのは，レストランに入る時には「レストランの台本」という記憶が
さっと呼び出され，次はこうすればいいという一定の行動パターンを取る
ことができるという自信があるからなのです．

　レストランで食事をする手順（図6）と救急活動の手順（図2）の内容は
まったく異なりますが，手順ということでは共通しており，この手順のことを
「台本」と呼びます．レストランで食事をする時は記憶の中からレストラン
の台本を取り出して行動する，救急活動を行う時は同じように記憶の中から
救急活動の台本を取り出して行動する，というのが人間が行動する時の基本
的なやり方になります．結婚式の披露宴や入学式などの式典に出席する時，

表 1 救急活動プロトコールの台本

	（1）評価する	（2）選択する
8. 振り返り	㉒ 帰署したら傷病者のアウトカム（病院選定を含む）と時間管理の視点から，活動全体を振り返り「できた」こと「改善を要する」ことを判断する	㉓ 改善を要すること（①から㉑とその内容）を優先順位をつけ，すぐに改善すること・改善するために行うアクションを選択しアクションプランを策定する
7. 病院での引継ぎ	⑲ 出場指令から病院に伝達するまでに行った判断の連鎖を評価する	⑳ 情報と判断，処置の結果の評価などを根拠に，医師に伝わる傷病者のストーリーを組み立て選択する
6. 病院搬送の途上	⑯ 救急活動をサマライズし，現場出発の準備を確認する（5では関係者の所用に時間を取られないこと）．現場滞在時間を考慮し現場出発を判断する	⑰ 容態変化の予測と対応策を作り，チームで共有する．救急車内のリソースから，急変時の対応の段取りを選択しておく
5b. 二次救急病院の選定と伝達	⑬b 二次救急病院の適応と判断したら，4では聴取していない傷病者の普段の生活や家族の状況など搬送先病院を決める際に必要な情報を収集し判断する	⑭b 傷病者の重症度，家族・関係者を取り巻く環境などを考慮し，傷病者の予後改善・苦痛の除去を図るために適切な病院を選択する
5a. 救命救急センターの選定と伝達	⑬a 初期評価のみ，あるいは初期評価と詳しい評価（時間をかけないで，重要な情報を中心に）から，救命救急センター搬送の適応を判断する	⑭a 傷病者の救命率向上・予後改善に効果がある処置（ガイドラインで推奨）を選択．早期離脱を最優先する方策を選択（関係者の言動を管理する）
4. 詳しい評価（二次評価）と処置	⑩ 傷病者の容態（心停止，不安定，安定）に応じて，現場診断に必要な情報（病歴聴取，身体診察，バイタルサイン）を評価し，総合的な判断を作る	⑪ 判断（現場診断，緊急度，重症度）に応じた処置を選択する．プロトコール（特定行為，オンライン指示を要する処置）を選択する
3. 現場観察と傷病者の初期評価	⑦ 現場の情報を評価し安全性を判断する．現場と傷病者の状態を感覚を使ってズームアップアセスメント（初期評価）し心停止・不安定・安定を判断する	⑧ 判断に応じた処置を選択する（特定行為などを含む）．不安定ならその原因に応じた救急処置（酸素投与，パッド装着など）と10分ルールを選択
2. 現場到着まで	④ 救急隊で状況・出場指令内容の吟味・検証を行い，とりあえずの診断の妥当性を検討．追加情報があればとりあえずの診断を再評価する	⑤ 得られた情報からとりあえずの診断を推論し，活動プランAと最悪の事態の場合の活動プランBを組み立て選択する．三役の決定，段取りを選択する
1. 出場指令	① 地域の状況から起こりそうな救急事例を予測する．受信者は通報内容を解釈し出場指令を作る．救急隊は指令の妥当性を検証し傷病者の状況を想定する	② 状況と出場指令の内容を吟味し，とりあえずの診断を作る．活動の手順やプロトコールを想定し選択する（現場到着までに精度を上げる）

（3）実行する	各段階の目標
㉔ アクションプランを実行する．実行したら改善の効果を判断し，判断に応じて改善の効果を高める学習法を選択し実行する	自ら行った救急活動を振り返ることで，改善点を明確化し，改善方法を考え実行し，救急活動の質を向上するプロフェッショナルとしての態度を獲得する
㉑ 選択したストーリーを医師に伝える．医師との対話から，今回の救急活動の改善点をまとめていく	救急活動を医師の理解スタイルでまとめ伝達，報告する．医師との対話・伝達へのフィードバックから救急活動の改善点をまとめ，救急隊・署で共有する
⑱ 容態変化を早期発見するために，感覚（視覚，聴覚，触覚など）と器具（モニタ心電図，SpO₂ など）により常時監視体制を実施する．急変時には迅速対応する	現場活動をサマライズする．容態変化を予測する．容態への迅速対応策を選択する．感覚・器具を持ち連続監視を行うことで傷病者の安全を担保する
⑮b 傷病者ストーリーを要約し，I-SBAR-C で伝達（搬送依頼）する	傷病者・家族の状況（慢性疾患などの状態，QOL，生活環境など）から最適な病院を選択する．傷病者接触から現場出発まで 15 分を目処にする
⑮a ガイドラインで推奨された傷病者の救命・予後改善に効果的な処置を行う．I-SBAR-C で伝達（搬送依頼）する	心肺危機の緊急性の判断と救命・予後改善・合併症防止を目的とした迅速な病院選定と伝わる伝達．傷病者の利益を最優先に救急活動プランを組み立てる
⑫ 選択した処置やプロトコールを実行する．処置を実行したら，効果を判断し，判断に応じた次の処置を選択し実行する．時間のカウントダウンを行う	詳しい評価のプロセスで救命救急センターへの搬送が必要と判断したら 5a へ．救命救急センターへの搬送は必要ないと判断したら 5b へ
⑨ 選択したプランやプロトコールを実行する．処置を実行したら，効果を評価・判断し，判断に応じた次の処置を選択し実行する	救急隊の安全確認．災害モードの選択．迅速・的確な初期評価と救急活動全体プランの確認．傷病者の救命・予後改善を最優先に救急活動を最適化する
⑥ とりあえずの診断と活動プラン（プランAとB）を口頭で共有．三役（現場活動のリーダー，時間管理，CPR の質管理）の指名と確認．段取りをつけておく	とりあえずの診断と活動プラン（プラン A/B）を共有する．三役を確認し，それぞれ段取りをつける．心停止は呼吸原性と心原性を区別し段取りをつける
③ とりあえずの診断，選択した問題解決の手順などを救急隊で共有する．現場活動が困難と予想されれば，支援隊を要請する	状況と出場指令の内容，およびこれまでの経験から，とりあえずの診断を推理する．現場活動の手順を選択し，隊員と共有する．支援の要請は早期に行う

あるいは日常的な仕事をする時には，披露宴の台本，式典の台本，仕事の台本といった複数の台本の中から必要なものを選択し実行しています．ある状況で使う台本は，使い込むほど応用範囲が広がってきます．忘年会の出し物でも台本（このようにしようという手順）を作りますが，台本を使って練習すればするほど出し物の質は向上します．**図 3** と**表 1** の台本を使って，さまざまな救急活動を経験し振り返ることで救急活動の質が向上するのも同じ原理に基づいています（それが**図 5** の根拠になっています）．

　このように台本を違う状況で何度も使う，しかも優れた台本を使うことで人の行動の質は向上します．このことは救急活動についても当てはまります．これが本書の副題『優れた台本に従えば自然にレベルアップできる画期的な学習法』の意味になります．

1.3　この本をどのように利用するのか

　「第 2 章　救急活動プロトコールの全体像を理解する」では，優れた台本を使っている「よくできる」救急隊員の考え方を見える化した救急活動プロトコールの考え方と構造を示します．なぜ，そのような構造（表にまとめています）になっているのかの理由を理解してください．

　「第 3 章　救急活動の段階ごとの説明」では，読者の理解を助けるために「よくできる」救急隊長に登場してもらい，救急活動において隊長が何をどのように評価し（現場や傷病者からどのような情報を取り出し意味付けするのか），その評価からどのような判断を作り（情報に意味付けした評価をまとめて何が起きているのかを判断する），その判断を基に活動プランを選択・策定しているのかをストーリー（物語）として記述しました．ストーリーには隊長が使っている優れた台本が埋め込まれています．読者は自分を隊長に置き換えて（あたかも隊長になったかのように）ストーリーを読むことで，隊長の優れた台本，すなわち救急活動プロトコールの使い方を模擬経験することになります．この経験を通して，救急活動プロトコールの使い方を深いレベル（**図 1** の **A**）で理解します．

　ストーリーから学習する順序は次のようになります．まず，ストーリーを

救急活動の段階ごとに示します．読者は隊長の考え方や行動をなぞる[*8]
ようにしてストーリー（傷病者ごとの具体的な救急活動としての物語，図1
のB）を読んでください．次に，ストーリーから抽出する要点について解説
しますので，隊長が評価に利用する根拠，判断から処置を選択する時に利用
する根拠と行動の根拠を確認してください．最後に，これらの根拠，すなわち
台本の層（図1のA）をまとめました．段階ごとの知識は「使い方の例」で
確認してください．

[*8] なぞる：(すでに書いてある) 文字・絵・図形などの上をなすってそのとおり
に書く．例「手本をなぞって書く」，すでに作られている詩・文章などを，ほぼ
そのまままねする．例「他人の論文の論旨をなぞっただけの文章」．

第2章
救急活動プロトコール
の全体像を理解する

2.1　救急活動の全体像

　本書では救急活動を８つの段階に分類しました（**図3**）．８つの段階とは1）出場指令を受ける，2）現場に向かう，3）現場に到着し傷病者に接触する，4）詳細な観察と処置を行う，5）搬送先病院選定と伝達を行う（5a として救命救急センターを選定する*9，5b として二次救急病院を選定する，に分ける），6）病院に搬送する，7）病院で医師に引き継ぐ，8）救急隊として救急活動を振り返る，になります．

　心肺機能停止，内科疾患，外傷，中毒，環境異常など，傷病者の状況にかかわらず，救急活動は８つの段階を順番に行います．特定行為や拡大処置などの適応を決めるのは，傷病者に接してすぐに行う初期評価の段階（3 番目の段階），もしくは詳しい評価を行う段階（4 番目）になります（**図3**）．

　次に，それぞれの段階ではどのような活動を行うのかについて説明し，救急活動プロトコールの構造を示します．

2.2　救急活動プロトコールを構造化する目的

　まず，救急活動のそれぞれの段階で行う活動について見てみましょう．

　例えば，3）現場に到着し傷病者に接触した時点では，傷病者の気道・呼吸・循環を感覚的（目で見て，耳で聴いて，鼻で嗅いで，手で触れて）に評価します．次に，評価から「異常がある・異常がない」という判断をします．さらに，異常が高度で緊急性が高いと判断すれば（判断に基づいて）酸素投与という処置を選択し実行します．また，4）詳細な観察と処置を行うでは傷病者に何が起きたのか，それはどのように起きたのか（イベントの詳細）などの情報を評価し，低血糖だと判断すれば血糖値測定とブドウ糖溶液の

---

*9 病院選定：本書では病院選定の優先順位として，まず救命救急センターへの搬送を決断する，その必要がないと判断したら二次救急病院を選定するという手順を採用している．

投与を選択し，実行します．3）と4）では傷病者の情報を評価し，その判断に基づいて処置などを選択し，選択した処置を実行するという3つの活動を行っています．また，3）で行う初期評価と救命処置の目標は，傷病者の救命率・予後を改善するために傷病者に接触したらまず緊急度を評価し，緊急度が高いと判断したら救命処置を選択し，その場で実行することにあります．同じく，4）で行う詳細な評価と処置の目標は，傷病者の救命率・予後を改善するために，精度の高い病院選定を迅速に行うことにあります．

　この例から救急活動プロトコールの8つの段階と，段階ごとの活動の構造が理解できます．言い換えれば，救急活動の8つの段階にはそれぞれの段階に達成すべき目標があること，その目標を達成するために「評価する・選択する・実行する」という3つの活動があるということです．目標を持って行う3つの活動（評価する・選択する・実行する）は，救急活動に特有な技能というわけではなく，私たちが日常的に行っている標準的な活動といえます．例えば，休日に外出する時には雨が降るかどうかをチェックするでしょう．まず，インターネットなどで情報を検索し降水確率を評価します．降水確率から傘を持っていくかどうかを選択し，選択したプランを実行します．その目標は雨に濡れないことと，傘を持っていくという手間を天秤にかけ，外出する際の持ち物を最適化することにあります．ここでも目標を達成するために「評価する・選択する・実行する」という一定のやり方を利用しています．

　目標を達成するために，評価する，選択する，そして実行するという思考と行動のパターンは，救急活動においても日常生活においても人の活動では常に作動しているのですが，ほとんど意識されることはありません．日常生活では特に意識せずに思考と行動を取っても，その結果は自分に返ってくるだけですが，救急活動では救急隊員の思考と行動の結果は傷病者の救命率や予後に大きな影響を与えます．そして，傷病者の救命・予後改善を達成するために救急活動を行うには，救急活動の8つの段階ごとに目標を設定した上で，目標を設定する手順として「評価する・選択する・実行する」を明確に意識し，救急活動ごとに設定する必要があります．その理由は，目標とそれを達成するための活動を意識したり計画しない救急活動は，何度繰り返して

も救急活動の質が向上しないからです．組織的な取り組みで救急活動の質を改善するには，救急活動の中身（評価，選択，実行に含まれる推論，説明，予測，意思決定などの技能）を構造化（見える化）することが必要で，その構造を用いて救急活動の学習・トレーニングを設計することが重要になります．これが救急活動を構造化する目的になります．

2.3 救急活動プロトコールの構造

それでは，救急活動を構造化した救急活動プロトコールの構造を見ていきましょう．

救急活動は8つの段階から構成され，それぞれの段階に達成するべき目標があり，目標を達成するために「評価する・選択する・実行する」の3つの活動があります（図7）．すなわち，(1) 現場や傷病者から得た情報を評価する，(2) 評価から緊急度・重症度を判断し傷病者の救命や予後改善に必要な救急処置（特定行為や拡大処置などを含む）を選択する，(3) 選択した処置などを実行する，になります．

8つの段階にはそれぞれの段階ごとに達成すべき目標と，目標を達成するための3つの活動「評価する・選択する・実行する」があります．これをまとめると図8のような救急活動プロトコールができあがります．8段階それぞれに3つの活動がありますから，救急活動全体は24（$8 \times 3 = 24$）個

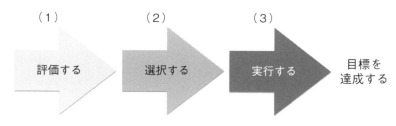

（1）評価する　（2）選択する　（3）実行する　目標を達成する

その段階の目標を達成するために（1）から（3）の順に3つの活動を行う

図7　それぞれの段階で行う3つの活動とその段階の目標の関係

の小さな活動で構成されていることになります．救急活動とは図8の① から
㉔ までの 24 個の活動を，途中で 8 つの目標を達成しながら連続して行う
業務であるということができます（全体で 24 ステップがあり途中で 8 つの
関門をクリアするゲームに例えることができます）．

　図8は概念ですが，これを具体的に活動できるように台本化したのが表1
の救急活動プロトコールになります．この台本を参照しながら救急活動（ある
いはシミュレーション学習）を行い，やがて台本を見ずに救急活動を組み立て
実行できるようになった時，読者はよくできる救急隊員になる前提条件を
整えた（優れた台本を頭の中にインストールした）と考えていいでしょう．

　表1の具体的な使い方は次の章で説明します．その前に「評価する・選択
する・実行する」ことについて考えてみたいと思います．救急活動の現場で
は時間の経過に従って，まず評価する，次に選択する，そして実行するとい
う順番になります．傷病者に接触したら，まず初期評価を行い，緊急度を判
断します（図8の⑦）．次に，判断に基づき酸素吸入を行うことを選択し（図
8の⑧），酸素吸入を実行します（図8の⑨）．このように救急活動は時間
の流れに従って，評価・選択・実行の順番に行われます．

		（1）評価する	（2）選択する	（3）実行する	
8）	振り返り	㉒	㉓	㉔	段階8の目標
7）	病院での引き継ぎ	⑲	⑳	㉑	段階7の目標
6）	病院搬送途上	⑯	⑰	⑱	段階6の目標
5）	搬送先病院選定と伝達	⑬	⑭	⑮	段階5の目標
4）	詳細評価による判断と処置	⑩	⑪	⑫	段階4の目標
3）	現場観察と傷病者の初期評価	⑦	⑧	⑨	段階3の目標
2）	出場から現場到着まで	④	⑤	⑥	段階2の目標
1）	出場指令	①	②	③	段階1の目標

図8　救急活動の 8 つの段階とそれぞれの段階で行う 3 つの活動を示した
全体マップ

　しかし，よくできる救急隊員の頭の中では，傷病者に接触する以前に次のような準備（リハーサル）が行われています．

〈1〉傷病者に接触したら初期評価を行い，不安定なら安定化を図る（段階3の目標を確認する）．

〈2〉気道の異常があれば気道確保，呼吸困難ならまず酸素投与を実行する（行動を予測する）．

〈3〉気道の異常は○○○を根拠に判断する．呼吸困難は○○○を根拠に判断する（頭の中でA，B，Cの異常を根拠をもって判断するリハーサルを行う・知識を確認する）．

〈4〉判断するために何を観察すればよいのか，のチェックリストを確認する．

　このように質の高い救急活動ができる救急隊員は，救急活動の目標を達成する計画を事前に頭の中で考え「評価する・選択する・実行する」段取りをつけています．これを示したのが図9の下段になります．目標を達成するため

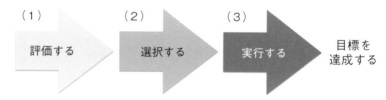

目標達成を計画するためには、どのような活動を実行することが傷病者の救命・予後改善に直結するかを考え計画を選択する．選択するためには状況の何を評価し判断すればよいのかを考える（計画は逆順）

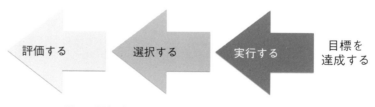

図9　評価する・選択する・実行すると目標の関係
実行は順番に，計画は逆順に．

にどのように行動すればよいのか，それはどのようなルール（例：呼吸困難があれば酸素を投与する，重度外傷の傷病者には酸素を投与する）に基づくのか，ルールを選択する根拠となる判断はどうやって作ればよいのかを目標から逆順に考えます．それがよくできる救急隊員の頭の中で行われる段取りになります．この段取り，リハーサルがあるからこそ現場で傷病者に接触した時，迅速な活動ができるわけです．

　救急活動プロトコールのスクリプトは，内因・外因を問わずほとんどの傷病者に応用することができます．傷病者の状況や状態を判断し，傷病者に適したプロトコールを選択するのは，それぞれ**図8**の⑦と⑧に相当します．この構造からわかるように，今後予想される救急救命士が行う処置の拡大はスクリプトの⑧（あるいは⑪）の選択肢の拡大として，この救急活動プロトコールに吸収することができます．このスクリプトを応用することで，新たな処置拡大の教育・トレーニングのプログラムを設計することが容易になると考えられます．

　次に，救急活動プロトコールを理解するために24個のセルの内容を，ストーリーを用いて説明します．ストーリーの主人公は救急隊長です．主人公と救急隊はある救急活動を行いますが，そのストーリーの中で救急隊長が何を観察し，どのように評価し，どんな判断に基づいて処置を選択するのか，処置を実行するのかを詳しく記述します．読者は主人公の救急隊長になりきり，隊長の観察，評価，意思決定，選択，実行といった思考・行動をなぞってください．

　次の章では，読者の救急活動のやり方を**表1**の台本を使って再構成することになります（初めて救急活動を学ぶ読者は台本を理解し頭の中に組み立ててください）．台本を使った救急活動プロトコールの学習法は従来の教科書を使った学習とは異なります．その違いを**表2**にまとめました．**表2**にあるとおり，この本では教科書的な知識の解説は行っていません．

表2　従来の勉強法と台本を用いたシミュレーション学習の特徴

	従来の勉強法	台本を用いた シミュレーション学習
何を学ぶのか	教科書に記載された知識，特定行為などの技術の手順を覚える	傷病者に最適な救急活動を組み立て実行する技能を学ぶ．組み立てる基礎として台本を使う．足らない知識は教科書で勉強する
学んだことをどうやって評価するのか	覚えた知識・技術を正確に再生できる（筆記テストや実技テストで評価）	状況と傷病者のシナリオを与え，適切な救急活動を組み立て実行できる(計画の立て方，結果の振り返り，改善策)
仕事の仕方（台本）は学べるのか？	部分的な知識や一連の動作は身につくが，傷病者ごとに知識や技術を応用する考え方や仕事の仕方は学べない	教材（仕事の仕方の全体像と台本）を使って救急活動のシミュレーションを行うことで，仕事の仕方を学習できる
教え方・学び方の特徴	救急活動に必要な知識・技術を項目ごとに伝達（教える）したり暗記することに焦点を当てる（教えたら・覚えたらできるだろうとみなす）	台本を使ってシミュレーション学習を繰り返すことで，台本の構造（考え方）や知識・技術を傷病者に応用する力が獲得される

第 3 章
救急活動の段階ごとの説明

3.1 出場指令 (表1の ① ② ③)

ⓐ ストーリー

　主人公の救急隊長は救急業務のシフトに入る時，頭のモードを仕事モードに切り換えることを習慣にしています．頭を仕事モードに切り替えた時最初に考えるのは「今日はどんな傷病者に当たるだろう」ということで，頭のエンジン（仕事用）を回し始めます．

　救急隊長が勤務する消防署は人口25万人の中核的な市の全域を管轄しています．高齢者の比率は増加してきていますが，通学・通勤者が多い活動的・生産的な人口が多い地域です．市街地がほとんどですが，農地も残っています．

　今日は12月の日曜日午前7時過ぎ．寒さが厳しく，未明には気温は氷点下まで下がっていました．外は晴天で，気温が上がれば運動に最適な1日になりそうです．運動に関連したケガ，季節柄インフルエンザなどの呼吸器感染症や脳卒中・心筋梗塞の傷病者に当たりそうだな，と考えました．

　待機していると出場指令が流れました（午前7時15分）．

　傷病者は58歳男性．早朝ジョギング中に胸の辺りが苦しくなり帰宅．自宅で30分くらい様子をみたが症状がおさまらないため心配した妻が119番通報．基礎疾患[*10]は高血圧．

　救急隊長は出場指令を聞きながら，傷病者に起きた出来事[*11]を映画の

[*10] 基礎疾患：疾患が発症し現在も治療を継続している場合には基礎疾患という（内服治療を行っている場合など）．これに対し既往歴は治療で治った疾患（現在は治療していない）をいう．

[*11] 出来事（イベント）：119番通報する直接のきっかけとなった出来事．出来事が起きすぐに119番通報する場合もあれば，出来事自体は数時間前に起こっているが傷病者の様子が悪化するまで119番通報をしない場合もある．既往症や通院・治療の情報から，どのような出来事が起きているのかを推測する．

ようにイメージします．生活習慣病がある（ありそうな）中年男性が寒い日の朝ジョギングをしています．急に胸の辺りが苦しくなります．「あれ，おかしいな…」と不安に思い足を止めます．しばらくじっとしていても症状がなくならないので帰宅することにします．帰宅しても家族に心配をかけないように，特に何も言わずにソファーに腰を下ろし，症状が薄れていくのを期待しながら座っています．5分，10分…症状は変わりません．さすがに妻も気がついて「どうしたの？」と声をかけます．「いや，走っていたら胸が苦しくなって…」「病院に行ったほうがいいんじゃない？」「多分，良くなるさ」「……」と会話を交わします．30分経っても症状が続いているため，傷病者もさすがにただごとではないと感じ，妻に「救急車を呼んでくれ」と依頼します…．

救急隊長はそんなストーリーを脳裏に描き，出場指令を次のように整理しました．
・傷病者の背景[*12]：生活習慣病（高血圧）がある中年男性．
・出来事が起きた状況：寒冷の中，労作中（運動中）．
・出来事（症状，訴えなど）：胸部症状が突然発症した．
・出来事の特徴：30分安静にしても症状は持続している．

救急隊長は整理したキーワードを使って，これまでに勉強した知識と経験した救急事例の記憶を検索していきます．検索で引っかかったのは急性冠症候群．「30分持続する胸部症状」というキーワードから，狭心症発作は除外（ルール・アウト）できそうです．となると心筋梗塞が残ってきます．

次に，心筋梗塞が起きたと仮定した時，心筋梗塞で自分が想定したストーリーを説明できるかどうかを検証します．心筋梗塞は生活習慣病を持つ中年成人に発症しやすい疾患で，寒冷に曝露されたり労作中に発症すること，通常，胸部症状は15分以上持続するといった心筋梗塞の教科書的な内容と，

[*12]背景（プロフィール）：傷病者の生活の仕方（家族，住居，食生活，タバコ・アルコールなどの嗜好品，薬物，生活パターン，仕事，気質など）全般を意味する．生活習慣病などの傷病は傷病者の背景から推測することが可能．プロフィールには生活習慣病などのリスクファクターに関する情報が含まれている．

今回の救急事例の整理された項目が合致するかをチェックしていきます.

　救急活動を行う状況（12月の寒い日曜日の朝）と出場指令の内容を整理すると心筋梗塞が考えられること，次に，心筋梗塞だと仮定した時にも救急隊長が描いた傷病者ストーリー[*13] を説明できることから，今回の救急活動のとりあえずの診断は心筋梗塞と考えることは妥当だという結論に達します.

　救急隊長はとりあえずの診断を心筋梗塞とし，出場の準備を始めることにしました.また，過去の経験から，心筋梗塞では突然の容態変化・心室細動が起こることがあるため，急変を予測した監視体制と即時蘇生ができる準備が重要であることを再確認します.

ⓑ ストーリーから要点を抽出する

　出場指令は119番通報内容を通信指令なりに解釈して作ったものなので，救急隊員はその妥当性を自分の頭を使って検証する必要があります.

　検証する際には，救急活動を行う地域の特性，季節と天候，曜日と時間帯などの状況に関する情報と，通信指令の内容から整理した傷病者の背景，出来事が起きた状況（傷病者はどこで何をしていたのか），どんな出来事（症状や訴え）か，そして出来事の特徴の4つの情報を用います.

出場指令の情報を評価し判断する（表1の ①）
・救急活動を行う状況（管内の気候，時間帯，地域，交通事情など）を認識する.
・情報から何が起きたのか，傷病者の状況を推測する.
・患者プロフィール，出来事が起きた状況，出来事の内容，出来事の特徴.
とりあえずの診断を作り活動の手順を選択する（表1の ②）
・とりあえずの診断を選択するプロセスで考えること.
・出場指令の要点から考えられる疾患を推論する.

[*13] 傷病者ストーリー：傷病者のプロフィールからどのようなイベントが起きたのかの仮説.医師が納得できる，あるいは理解できるストーリーを考えることができれば，医師への説明が容易になる.

・その疾患で傷病者ストーリーが説明できるかどうかを検証する.

・とりあえずの診断（1つでよい）を選択する.

・とりあえずの診断から搬送先病院の候補をリストアップする.

・とりあえずの診断の下で，最悪の状態を想定し活動の手順を選択しておく.

出場指令時の計画の実行（表1の③）

・とりあえずの診断と現場活動の手順をあらかじめ考え救急隊で共有する.

・活動が困難と予想されたら支援隊を要請する.

ⓒ まとめ

　救急活動を行う地域，季節，天候や時間帯などの状況（救急現場を取り囲む周辺の状況）に関する情報は，出場指令を検証する際に重要な手掛かりを与えてくれます．出場指令は二次情報（一次情報である119番通報の内容を通信指令が解釈し加工した情報）であり，救急隊はその内容を自分自身で考え検証する（救急隊独自の推論を開始する）必要があります.

　救急現場を取り囲む周辺の状況を考慮しつつ，気候や傷病者の背景，出来事が起きた状況（傷病者はどこで何をしていたのか），出来事の内容と出来事の特徴から，傷病者に何が起きたのかのストーリーと，とりあえずの診断を想起します．とりあえずの診断を想起したら，その疾患・病態で傷病者のストーリーが説明できるかどうかを検証します.

　とりあえずの診断を決めたら，その診断の下で最悪の事態を想定し現場活動の手順を選択しておきます．この頭の中の作業は1回だけでなく，とりあえずの診断と，その診断の下でどのような状況を想定するかの組み合わせにより，何回でも（それぞれ異なった状況で）繰り返し行うことができます.

　この思考回路は医師の思考回路と同じです．事件現場を調べながら誰が何を行ったのかを推理する刑事と同じように，医師は急病が発生した状況をイメージしながら，患者に起きた出来事を頭の中で再現します（映画のように）．医師は脳の中で患者に起きた出来事を再現し，そのイメージを用いてとりあえずの診断を設定します.

··

ⓓ 事 例

　この項では「ⓒまとめ」の理解を確認するために，別の事例を使って知識の使い方を確認します（3.1 〜 3.6 に適用）．

（状況設定はⓐと同じ.）

12 月の平日，午前 6 時.

通報内容の要旨：通報者は夫．傷病者は 62 歳女性（戸建て自宅）．冬の寒い朝，ゴミを外に出しに行ったところ，突然胸が押されるような気がし，ソファーで安静にしていた．症状はおさまらず様子をみていたが，急にぐったりして呼びかけても返事はない．息は不明．高血圧・糖尿病で近くの病院にかかっている．

指令内容：62 歳女性．胸が押される感じがあり様子をみていたところ急にぐったりした．呼びかけに返事がなく，呼吸は不明．妻をソファーから床に移動し，胸の真ん中を圧迫するように口頭指導済み．

救急隊長：冬の寒い朝，急に寒気に曝され胸部症状を発症した生活習慣病がある 62 歳女性という情報から，心筋梗塞の可能性が高いと判断．急にぐったりしたことから心停止と判断．さらに，心停止の原因は心原性であり，おそらく心室細動と推測．目撃がありバイスタンダー CPR [14] があるので，迅速な除細動と質の高い CPR を継続し，救命救急センターに搬送すれば傷病者の救命が期待できると判断し，そのための救急活動の方針を選択する（早期除細動，質の高い CPR を継続，早期離脱，救命救急センターへ搬送）．

---

[14] バイスタンダー CPR：バイスタンダー（bystander）とは救急現場に居合わせた人（発見者，同伴者など）のことを指す．救急現場に救急車が到着するまで，バイスタンダーが CPR（心肺蘇生法：cardiopulmonary resuscitation）を実施することで心停止傷病者の救命率や社会復帰率の向上が期待される．

3.2 現場到着まで （表1の ④ ⑤ ⑥）

a ストーリー

出場指令「58歳男性．早朝ジョギング中に胸の辺りが苦しくなり帰宅．30分くらい様子をみたが症状がおさまらないため，妻が119番通報したもの」．

当番の救急隊長は「とりあえずの診断は心筋梗塞で，急な容態変化に備えよう」と伝え出場します．救急隊の構成は救急隊員（若手の救急救命士），救急機関員（標準課程の救急隊員）です．

現場に向かいながら救急隊長は救急隊として情報を共有するため，また，活動プランを簡単に説明するために，とりあえずの診断に基づき次のようなブリーフィング[*15] を行いました．

出場指令の内容と今日の寒さから考えると，傷病者は心筋梗塞を起こしていると考えられます．とりあえずの診断は心筋梗塞にセットし，現場活動の段取りをしたいと思います．まず三役ですが，救急活動のリーダーは私が担当します．時間管理は救急機関員，お願いします．心肺蘇生が必要になった場合の質の高いCPRは救急隊員が管理してください．役割はそのようにしますが，いいですか？（皆，うなずきながら返事をする）．

救急活動の時間は，傷病者接触から現場出発まで（現場活動時間）10分にセットし，カウントダウンを始めてください．2分ごとに経過時間と残りの時間を知らせてください（不安定な傷病者の現場活動時間は10分を目処にするというメディカルコントロール協議会のルールに従っている）．心筋梗塞を疑ったら，傷病者の全身状態が安定しているように見えても不安定として対応します．心室細動はいつでも起こり得ますから．

[*15]ブリーフィング：これから行う救急活動の手順などについて隊員に説明・確認する行為をいう．救急活動を終えてから行う振り返りはデブリーフィングと呼ぶ．

　救急隊の安全確認ができ，傷病者に接触したら早い段階でパッドを装着，いつでも除細動できるようにしましょう．

　それでは，活動プランと自分の役割について質問や改善点があれば発言してください．

　とりあえずの診断を作るために，あるいはとりあえずの活動プランを組み立てるために追加情報が必要と判断した場合は，通信指令または通報者にコールバックし，抜け落ちた情報に焦点を絞って収集します．狙った情報が得られない場合は，手元にある情報の範囲で最良の活動プランを組み立てます．

　救急機関員が「もうすぐ到着します」と声をかけました．救急車は住宅街に入っていきます．そろそろ目的の住宅の前に到着します．救急隊員は活動計画と自分の役割を確認しています．

ⓑ ストーリーから要点を抽出する

　出場するまでにとりあえずの診断を作り，手元にある情報を使ってその妥当性を何度も検証します．とりあえずの診断を作ったり，現場活動のプランを策定するために，まず手元にある情報を使いますが，重要な情報が欠けていると判断した時は通信指令または救急通報者にコールバックし，その情報を持っているかどうかを確認します．その情報が都合よく入手できれば使いますし，入手できない場合は今ある情報を最大限に利用し，現場診断と活動計画を組み立てます．

　現場に着くまでに行っておくことに三役の決定があります．三役とは，現場救急活動のリーダー（指揮者），時間管理と心肺蘇生手技の質を管理する役割の 3 つを指します．救急現場では隊長が標準課程で隊員が救急救命士という場合や，PA 連携[*16] では 2 名以上の救急救命士がチームを組むことも少なくありません．このような場合，リーダー（1 名のみ）を明確化しておかないと，救急活動の事後検証が困難になります．特に，救急救命士の人数が多い場合は，特定行為を含めた処置は分担して実施することが多く，その場合の

リーダーシップが曖昧になってしまうからです．救急活動の質は救急隊というチームの質と同義です．チームの質は，リーダーとメンバーの関係性の質であり，救急活動の結果責任はチームが負います．

　時間管理は極めて重要です．緊急度または重症度が高い場合（救命救急センターを選定する場合）の救急活動の目安は，傷病者接触から現場出発まで10分間と考えていいでしょう．10分で表1の⑦から⑮までを終了し，現場を出発できるように救急活動全体を組み立てます．時間管理を担当したら，傷病者接触と同時に10分にセットしたタイマーのカウントダウン（2分経過するたびに，経過時間と残りの時間を宣言するとよい）をスタートします．救命救急センターの適応となる傷病者に対して⑦から⑮を行い，同時に特定行為を行いすべてを10分で終了するためには次のような戦略が必要になります．

〈1〉観察 → 評価 → 判断の思考回路を正確に，1回で，しかも速く行えるように日頃からよくトレーニングしておく必要があります．

〈2〉この思考回路に時間がかかる場合の原因は，応用練習不足または評価の方法・判断の方法が基本的によくわかっていないことが挙げられます．

〈3〉傷病者の救命率を向上する，予後を改善する，後遺症を防止するために効果が証明されている特定行為を最優先します（処置，特定行為を網羅的に実施することが傷病者の救命率の向上などに効果があるとは限りません）．

〈4〉10分でタイムアウト[17]する設定でチームトレーニングを繰り返す．

　心肺機能停止傷病者の救命率を改善する処置は質の高いCPRと迅速な除細動です．心肺蘇生のサイエンスが進歩するに従い，CPRの質の重要性は

---

[16] PA連携：ポンプ車（pumper）と救急車（ambulance）が同時に出場し，連携して救急・救護活動などを行うものであり，双方の頭文字から「PA」と呼ばれている．

[17] タイムアウト：スポーツにおいて競技を一時停止し，その間に作戦協議や水分補給，治療，選手交代などを行うことをいう．現場活動時間を10分にセットしたら，10分が経過した時点でタイムアウトを宣言する．

ますます強調されるようになってきました．救急活動においてもCPRの質
を管理することがとても重要になります．CPRの質をモニタするいろいろ
なデバイスがありますが，デバイスの有無にかかわらず救急隊1名がCPR
の質管理を行うといいでしょう．CPRの質管理の担当者は，手の位置，強さ，
速さ，胸の戻しなどの指標を意識的にモニタし，実施者にフィードバックし
ます．質の高いCPRは肉体的な疲労度が高いため，長時間継続することは
困難です．そのためにも緊急度が高い場合の現場活動に，10分という上限
を設けることには価値があると思われます．

ⓒ まとめ

　まとめを図10に示します．現場到着までに救急隊が共有していなければ
ならないのは，〈1〉とりあえずの診断，〈2〉活動プラン（とりあえずの診断
に応じたプランAと，最悪の事態を想定したプランB），〈3〉三役の決定（指名
と確認），〈4〉気管挿管などの特定行為を行うことが予測できる場合には
その段取りをつけておく（例：オンライン指示，インフォームドコンセント，
気管挿管の準備の担当を決めておくなど），〈5〉心停止の場合は心原性か
呼吸原性を区別した段取りをつけておく，などになります．

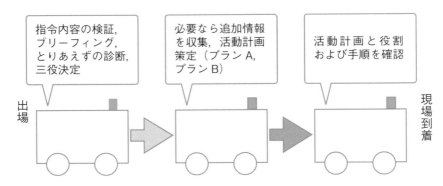

図10　現場到着までの「判断する・選択する・実行する」のプロセス

ⓓ 事 例

（状況設定は⒜と同じ.）

10月の平日，午前7時.

通報内容の要旨：通報者は同居の息子. 傷病者は82歳男性（通報者の父親）. 自宅で朝食中の父親が急にむせこみ始めた. しばらく様子をみていたが急にぐったりした. 目を開け，しゃくりあげるような動きがある. 脳梗塞の後遺症でリハビリテーション施設に通所中.

指令内容：82歳男性，朝食中にむせこみ始め，ぐったりした. 目は開けていて息はある模様.

救急隊長：82歳男性の異物による上気道閉塞（窒息）だろう. ぐったりしたのは心停止のため. 指令は目を開けているという情報に引っ張られて息はある模様と判断したのだろう.

心停止の原因は呼吸原性心停止（窒息による低酸素症）と推測し，現場での気管挿管が必要と判断. マンパワーが必要なので指令センターに支援隊を要請し出場する.

救急隊には「82歳男性，朝食中の窒息で現在心停止と考えられます. 心停止の原因は呼吸原性であり，現場での気管挿管が必要になります. プランAは窒息 → 呼吸原性心停止 → 最優先する救命処置は気管挿管とします」「接触し，食物による窒息からの心停止を状況確認したら，気管挿管を実施します」「役割分担は，私は指示要請，救急隊員は息子さんに説明し同意を得てください. 救急機関員は気管挿管の準備を始めてください」「時間管理，CPRの実施とCPRの質管理は支援隊に依頼します」.

3.3 現場観察と傷病者の初期評価 (表1の ⑦ ⑧ ⑨)

ⓐ ストーリー

　救急機関員が「もうすぐ到着します」と声をかけました．救急車は住宅街に入っていきます．すぐ先の戸建ての玄関先で女性が救急車に向かって合図をしています．その玄関先で救急車を停止し，資器材を持って外に出ます．

「傷病者の関係者の方ですか？」

「はい，妻です．」

「傷病者のところに案内してください．」

　観察したところ救急隊員がケガをしそうな危険な状況はなく，救急隊の3名は家の中に入っていきます．玄関を上がると長い廊下があり，その先にソファーに座っている傷病者らしき人物を確認することができます．

　救急隊長は傷病者の方に近づいていきます．廊下の端は居間につながっています．奥さんから夫（傷病者）はソファーに座っていると聞きました．居間に入ると傷病者がこちらを見ていることがわかりました．開眼しているので覚醒していると救急隊長は判断しました．姿勢はややぐったりとソファーの肘掛けにもたれかかっています．表情は苦しそうで顔色も悪そうです．さらに，傷病者に接近すると肩で息をしているのが見えます．救急隊長は肩で息をしている様子を見て，呼吸困難だ（呼吸の異常がある）と判断しました．傷病者に近づきながら目で見て取った情報を評価し，医学用語に置き換えていきます（肩で息をしている → 呼吸困難）．呼吸に伴う変な音は聞こえないので気道の異常はなさそうです（耳で音を聴き取り，その音を評価し，気道の異常があるかないかを判断します）．

　さらに接近し，救急隊長は傷病者に接触し，初期評価を始めます．

　傷病者は目を開いて救急隊長の方を見ています．「わかりますか？」と声をかけるとうなずきます．顔色は良くありませんが，顔面蒼白ではなく，

チアノーゼも認めません．「脈を取らせてください」と説明し，傷病者の橈骨動脈を触知します．皮膚の温感は普通で，じっとりと湿った感じもありません．脈はすぐに触れることができましたが，やや弱いように感じました．脈拍数は遅いようです．とりあえずの診断（心筋梗塞）を前提にこの状態を評価すれば，循環の異常ありと判断したほうが傷病者にとって安全だと考えました．脈を取りながら呼吸を観察します．肩で息をしていますが，呼吸に伴って異常な音が聴こえるわけではありません．ハァーハァーと空気の出入りは良好で気道の異常はないと判断しました．さっと見たところ，特に外表所見に異常はありません．

　救急隊長は初期評価の結果を整理します．

　気道の異常なし．呼吸の異常あり（肩で息をしているのを見て，努力様呼吸があると評価し，さらに呼吸困難だと判断する），循環の異常あり（絶対的な評価ではなく，とりあえずの診断を前提とする相対的な評価），意識の異常なし，外表の異常なし．

　次に，「今は何がつらいですか？」と質問します．傷病者は苦しそうに，「…胸が…押されるようで…苦しい…」．救急隊長は，出来事から心筋梗塞が疑われる，初期評価で呼吸の異常がある，主訴は胸部圧迫感という3つの評価を統合し，以下の判断を作ります．

・傷病者は心筋梗塞で呼吸の異常と循環の異常があり不安定な状態と判断．
・現場活動時間（傷病者接触から現場出発までの時間）を10分にセット．
　これらの判断に基づいて以下のプランを選択します．
・搬送先は救命救急センターを選定する．
・急いで（10分後には現場出発できるように）詳細な評価を行う．
　救急隊長は判断と選択したプランについて救急隊の隊員に伝えます．

ⓑ ストーリーから要点を抽出する

　「シャーロック・ホームズの冒険」や「名探偵コナン」などに登場する名探偵達も，現場では救急隊と同じことを行っています．事件が起きた現場を観察し何が起きたのかを推測し，ストーリーを組み立てていきます．被害者はなぜここで事件に巻き込まれたのか，犯人はどのような方法で被害者に

傷害を加えたのか，犯人像や動機に関わる情報はないか，を調べながら事件のストーリーを仮説として構成していきます．

　救急隊は現場を観察しながら，環境の中に傷病の原因になるようなものはないか，どのような機序で傷病が起こったと考えられるのか，その機序で傷病の緊急度や重症度は推測できないか，傷病者は何をしていて急な傷病に見舞われたのか，を推理していきます．現場観察と傷病の推理の例を表3に示しました．

　表3にあるように，現場観察は，救急車が現場に接近し停車して，救急隊が傷病者のところに接近していく過程（現場・遠目 → 現場・接近 → 傷病者・遠目 → 傷病者・接近 → 傷病者に接触）で連続的に行います．観察の目的は，傷病者に何が起きたのかと，それはどのように起きたのかを推理し，傷病者ストーリー（何をきっかけにどのような経過で傷病者に何が起きたのか，そ

表3　現場観察から傷病を推理する

シナリオ：冬の午後11時．74歳女性が就寝中に，急に呼吸困難を訴えた．
夫が119番通報．ベッドに座り込みひどく苦しそう．既往は高血圧と糖尿病．

	現場・遠目	現場・接近	傷病者・遠目	傷病者・接近
状況に埋め込まれた情報	寒い夜，住宅地の一軒家	自宅の中に入る．整理された生活環境	寝室の中が見える距離	表情，開眼，救急隊への関心，目線，姿勢，呼吸の仕方，異音，異臭
注目する情報	寒さ，夜間	室温の管理，薬袋など健康管理に関する情報	ベッド上に座っている傷病者を確認・姿勢と呼吸の仕方	苦しそうな表情でやっと開眼，呼吸が速い，ゼイゼイという音が聴こえる
情報の解釈	高血圧の既往がある高齢者．夜間に急に起こった呼吸困難	室内は寒く，傷病に関連しているかもしれない	座り方から苦しさ・緊急性を推測．肩で息をしているか？	意識清明ではない，呼吸困難あり，喘鳴音あり，やや肥満
情報の判断（現場判断）	生活環境にリスクはなさそう	寒さがリスクになったかもしれない	姿勢が崩れていれば苦しさ・緊急性が高い．呼吸運動が見えれば呼吸困難と判断	傷病者の背景，時間帯，初発症状，観察結果から慢性心不全の急性増悪の可能性が高いと判断

の結果どうなったのか、なぜ119番通報するに至ったのか）を組み立てることにあります。状況に埋め込まれている情報から、傷病の推理に役立ちそうな情報に着目し、情報を視覚、聴覚、触覚・温覚、嗅覚を使って感じ取ります。次に、感じ取った部分的な情報を解釈し、それらの解釈が全体としてどのような傷病を意味しているのかを考えます。

表3の例では、高齢者、就寝中の突然に発症する呼吸困難、生活習慣病の存在、起坐位呼吸、呼吸困難という解釈（知覚した情報を医学用語で置き換える）を統合し、もっともらしい病態・診断として、「急性心不全、あるいは慢性心不全の急性増悪による急性肺水腫が考えられる」と結論しています。このプロセスを一般化すると、まず状況の中から意味がありそうな情報に注目する、次にその情報を知覚し解釈・評価する、そして解釈・評価した部分を統合し、全体像を傷病者の病態や診断として言い当てる、すなわち判断するということになります。

表3のように多くの救急活動では、現場観察を丁寧に行うことで傷病者の病態や現場の診断[*18]を推論することが可能です。傷病者に接触して行う初期評価では、現場観察（傷病者を遠目から観察することを含めて）で組み立てた判断を頭に持っていることが前提になります。現場観察による判断は、傷病者の初期評価を始める際の前提になります。

現場観察では傷病者の病態や現場診断[*18]について何らかの判断を作りながら傷病者に接近し、傷病者に接触したらその判断を頭に保持した状態で初期評価を開始します。初期評価では傷病者の気道、呼吸、循環、意識と外表の情報（所見）を、目（視覚）と耳（聴覚）と手（触覚）と鼻（嗅覚）を使って評価します。初期評価は評価者の感覚器だけを用いて行う評価で、血圧計や動脈血酸素飽和度測定器具などは用いません（これらの器具を用いた評価は**表1**の⑩に含まれます）。初期評価の目的は、傷病者の状態が心停止であるのか、不安定な状態であるのか、それとも安定しているのかを判断すること

[*18]現場の診断、現場診断：傷病者の救命・予後改善に最適な病院と診療科を選択するための救急現場における救急隊の判断。病院で医師が下す診断とは役割が異なる。

にあります（**表 1 の ⑦**）．

　判断に応じて次に何をすべきかを選択します．心停止と判断したら心停止のプロトコールを選択します．不安定と判断したら傷病者の状態を安定化するための処置（酸素投与など）を行いながら，早期離脱の活動プランを選択します（**表 1 の ⑧**）．また，状態を改善するためにブドウ糖投与やショックに対する輸液のプロトコールを選択する場合もあります．

　活動プランやプロトコールを選択したら，それを実行に移します．呼吸の異常があり酸素投与を実行する場合を例に取り，「実行する」（**表 1 の ⑨**）を詳しく見てみましょう．傷病者の初期評価を行い，状態が不安定だと判断し，酸素投与を行うことを選択しました．そして，選択した処置を実行します．フェイスマスクで流量 2L/分で酸素投与を開始したら，その効果を評価します．傷病者の呼吸困難感が改善しない，SpO_2 の値が上昇してこない，あるいは酸素を投与しても SpO_2 が低下するなどの変化から（評価），流量 2L/分では十分でないと判断します．判断に基づいて酸素流量を 4L/分に上げることを選択し実行します．この例からわかるように，傷病者の初期評価（**表 1 の段階 3**）は「評価する・選択する・実行する」の 3 つの活動で構成されますが，何らかの処置を実行したら，その処置の効果や合併症の有無を評価し，効果的なのか否かを判断します．さらに，その判断に基づいて次のプランを選択し，それを実行するという入れ子構造[*19] になっています（**表 1 の ⑨**）．

∷∷∷

ⓒ まとめ

　ⓐのストーリーで，救急隊長が傷病者の初期評価を行う頭の中の活動を見てみましょう．

・少し遠目から傷病者を観察し，傷病者が目を開いて救急隊長の方を見ていることを確認し，意識の変容を評価する尺度（「覚醒」と「内容」）のうち，覚醒している（自発的に開眼している）と判断します．

[*19] 入れ子構造：同じ構造のもの（マトリョーシカ人形やコンピュータプログラミングなど）が大きさを変えて同じ容器などの中に順に入った構造．

- 傷病者に接触し初期評価を開始する.
- 「わかりますか？」と声をかけるとうなずくことから，質問の意味が理解でき「わかる」と意思表示するためにうなずいている（自分の意志で筋肉を動かして運動している），すなわち，脳の機能に異常はない，覚醒はフルであることを合わせると，この時点では意識の変容はなさそうと判断します（詳しい意識レベルの評価は，詳細な評価で行います）.
- 初期評価を整理すると，気道の異常なし，呼吸の異常あり（肩で息をしている ＝ 努力様呼吸 ＝ 呼吸困難），循環の異常あり（脈が弱い感じで遅いようなので，この傷病者ではオーバートリアージで異常ありと評価した），意識の異常なし，外表の異常なしとなります.
- 状況からイベントは心筋梗塞が疑われること，初期評価で呼吸の異常と循環の異常があることから，病院での治療とメディカルコントロールのルールを想起します．救急隊長は「心筋梗塞が疑われたら心臓カテーテル・心臓血管外科・集中治療に対応できる病院を選定する」というルール，「呼吸の異常と循環の異常があれば現場活動時間を 10 分にセットする」というルールを選択し，救急隊員にその旨を伝えます（実行）.

　これが救急隊長が行った傷病者観察（初期評価）のプロセスになります．一般的に記述すれば，〈1〉とりあえずの診断を作る（出場指令），〈2〉現場の観察から現場の診断の精度を高める情報を探す，〈3〉ズーム・イン・アセスメント（「3.1 出場指令」を参照）を行う，〈4〉初期評価を行う（「3.2 現場到着まで」を参照），〈5〉初期評価をまとめ，ルールなどを基に活動計画を策定する（選択する），〈6〉活動計画を周知し活動を開始する（実行する）となります.

ⓓ 事　例

（状況設定は ⓐ と同じ.）

11 月の平日，午前 2 時.

通報内容の要旨：一般住宅からの通報で，通報者は女性．1 階で寝ていたところ大きな音がしたので見に行ったら，階段の下に親戚の人（78 歳女性）

が倒れていた．呼びかけると返事はあり，「痛い，痛い」と言う．階段の
何段目から落ちたかは不明．

救急隊長の判断：家庭内の階段から転落した78歳女性．意識あり・発語あり．
階段の一番高い所から転落したと推定し，高齢女性の鈍的外傷で多発外傷
を考える．現場での初期評価後，バックボードに固定し，まず車内収容して
詳細な評価を行う．

現場観察・傷病者の初期評価：階段の下に高齢女性が倒れており，「痛い，
痛い」と訴えている．失禁で衣服が汚れている．「大丈夫ですか？」の問い
かけに「はい，痛い，痛い」との返答．顔面外傷はなく，外出血はない．
気道狭窄音もなく，呼吸運動も正常に観察できる．橈骨動脈を触れると
皮膚はやや冷たい感じで，脈は普通の強さで触れる．脈拍はやや速そう．
とりあえず酸素投与を指示．場所は狭隘で暗いため，ここでは傷病者の
安全を保てないと判断し，バックボード固定後に車内収容し詳細な観察と
情報聴取を行うことにした．関係者の話から，傷病者は親戚で遊びに来て
いたとのこと．多分，慣れない住居であったため，トイレの場所に気を取ら
れたり，階段の電気の位置や感覚がわからなくて転落したのだろう，と
推測．高齢の女性なので多部位の骨折が起こりやすく，病院選定はオーバー
トリアージとすることに決定した．

3.4 詳しい評価（二次評価）と処置 （表1の ⑩ ⑪ ⑫）

　詳細な評価と処置は，その前の段階で行った傷病者の初期評価とその判断に応じて行います．

　心停止であれば，質の高い心肺蘇生を継続しながら，家族・関係者から必要な情報を聴取し，傷病者の救命に効果のある二次救命処置を選択します．救急隊が行う二次救命処置で明らかに救命率を向上する処置は質の高いCPRと除細動です．電気的除細動の適応のない心停止では，病院での原因検索と根本的な治療が必要になるので病院搬送を最優先にします．

　気道，呼吸または循環に高度な異常がある場合は，心停止が近接している危険性があるので，不安定（心停止が近い）と判断します．初期評価で不安定と判断した傷病者に対する詳しい評価では，不安定の病態や原因となっている傷病をある程度明らかにします（現場診断を作る）．詳しい評価と臨床推論[20]については後述します．

　詳しい評価は，この時点で新たに始める評価ではありません（表4）．詳しい評価を始めるまでに，出場指令の時点での臨床推論，現場到着までの臨床推論，そして初期評価での臨床推論で仮説の生成と検証を行っています．詳しい評価では，最終的な現場診断を組み立てるために，問診，身体診察，バイタルサインの測定と簡単な検査（SpO_2値，血糖値）を行います．**表4**に示したように，詳しい評価の出発点は「3. 現場観察と傷病者の初期評価と臨床推論」で組み立てた臨床推論（段階3の臨床推論の目標）になります．

ⓐ ストーリー

　救急隊長は「とりあえずの診断」として心筋梗塞を選択し，詳細な評価を

---

[20]臨床推論：一般に診断をつけるまでの思考プロセスをいう．病院前救急医療では病院前の臨床推論を行い，適切な医療機関・診療科にハンド・オフ（引き継ぎ）することで病院での臨床推論が効果的・効率的に実施できる．臨床推論は，情報を集める（傷病者，患者の問題点を把握する），仮説を立てる，優先順位をつける，仮説を検証し診断を見直すというプロセスで行う．

表 4　段階 1，2，3 と詳しい評価における臨床推論

	（1）評価する	（2）選択する	（3）実行する	各段階の臨床推論
4. 詳しい評価（二次評価）と臨床推論	3 で更新したとりあえずの診断を念頭に，詳しい評価を開始する	詳しい評価を行いながら，必要な処置・プロトコールを選択する		傷病者に最適な病院・診療科を選択するために，現場診断を組立てる（伝達の準備）
3. 現場観察と傷病者の初期評価と臨床推論	現場の情報から，とりあえずの診断を更新し，現場診断を組み立てていく	現場の状況と傷病者の初期評価から，救急活動プランを選択する		とりあえずの診断を，現場の状況と初期評価により更新し，次の詳しい評価につなげる
2. 現場到着までの臨床推論	救急隊でとりあえずの診断や病態を推論する．新たな情報があれば推論し直す			とりあえずの診断から活動プラン（プラン A/B）を共有し，段取りをつける
1. 出場指令での臨床推論	状況と指令内容から，とりあえずの診断や病態を推論する			とりあえずの診断や病態を推論し，その精度を上げる

　開始します．初期評価の結果から，心筋梗塞で状態は不安定，したがって救命救急センターを選定する，そのために 10 分後には現場を出発するという出口を設定しました．詳細な評価は効率的に行うことにしました．
　隊員にバイタルサインの測定を指示しながら，今回のイベントを中心に問診を行います．以下，救急隊長，傷病者とその妻の対話形式で記述します．

救急隊長「朝，ジョギングをしていて，急に胸の症状が出たのですか？」
傷 病 者「（うなずきながら）…」
救急隊長「胸の痛みはありましたか？」
傷 病 者「（少し考えるような仕草のあと）いいえ…」
救急隊長「胸の痛みはなかったんですね？」
傷 病 者「ありません…」

　同じように，胸が押されるような感じについて質問したところ，胸部圧迫感はあったようです．心筋梗塞なら放散痛があるかもしれません．左肩や頸部の痛みや変な感じがあるかどうか質問すると，左の肩の辺りが変だとのことでした．心筋梗塞の可能性が高まります．胸の症状は30分以上続いているので狭心症発作は否定的ですが，念のために質問しておきます．

救急隊長「胸の圧迫感や苦しい感じは，もう30分以上続いていますか？」

傷　病　者「はい．」

　隊員からバイタルサインの報告が入ります．

　「血圧は105/80 mmHg，心拍数は70回/分，呼吸回数は16回/分，SpO_2は96％（ルーム・エア），体温は37℃です．」

　救急隊長はバイタルサインを解釈していきます（評価）．

　既往歴に高血圧がある割にはこの血圧は低めだ．心拍数は心筋梗塞で苦しい感じがあればもっと高値でもいいはずだが，70回/分というのは少ないな．呼吸回数は予想範囲だが，SpO_2はやや低めかもしれない．今後の変化をよく観察しなくては．

　「とりあえずの診断」である心筋梗塞と不安定という判断に，バイタルサインの解釈を加え，判断を更新します（ここではバイタルサインという情報が増えたので，その解釈に基づいてそれまでの判断を更新します）．

　心筋梗塞で不安定．さらに比較的徐脈であることと酸素化能があまりよくないことを考えると，急性心不全を起こしつつあるのかもしれない．

　時間的余裕はないので焦点を当てた詳細な評価を短時間で行い，SBAR[21]で救命救急センターに搬送依頼をしようと自分自身に再確認します．

　心筋梗塞を疑っているため，いつ心室細動による心停止になってもおかしくありません．救急隊員には「突然の心室細動に備えること」と口頭で伝え

---

[21] SBAR（エスバー）：傷病者の詳細な評価と処置をまとめて手短に伝達するための要領．Sは situation（状況），Bは background（イベントのまとめや傷病者の背景），Aは assessment（伝達に必要なバイタルサインや症状・所見など），Rは request（傷病者の受入れや特定行為などの処置の要請）．

ます（患者・家族の前で「心停止」という用語は使えないので，その代わり
に「心室細動」という用語を選択しました）．

　時間的余裕がないので身体診察は焦点を当てて行います．救急隊長は心原
性ショックをルール・イン（そうであることを診断する・確定する）／ルール・
アウト（そうでないことを診断する・除外する）するための身体診察を行う
ことにしました．

　モニタ心電図はさっきと同様で変化はない，SpO_2 も酸素投与なしで96％を
維持していることを確認しながら，視診で外頸静脈の怒張の有無をチェック，
聴診器を使って呼吸音の異常を聴取します．身体所見を取りつつ顔色や表情
の変化，呼吸の回数や呼吸の仕方の変化を観察し続けます．

　身体診察では外頸静脈の怒張なし，肺水腫を思わせる呼吸音の異常なしと
判断しました．最後に救急隊長は傷病者と奥さんに「大体の容態はわかりま
したので，これから病院に連絡します」と説明し，傷病者の意識状態（覚醒
と説明の理解）を確認します．

　そのほかにはアレルギー歴はなし，高血圧と糖尿病で通院治療中（それぞれ
内服薬を処方されている），喫煙歴30年（1日20本）という情報を聴取しま
した．

ⓑ　ストーリーから要点を抽出する

　ストーリーからわかるように「評価する・選択する・実行する」の活動は
3つの活動が連携しながら，それぞれの活動により情報（血圧の値が出る，
SpO_2 値が表示される，酸素投与を行った後の症状や数値データの変化など）
が増えるたびに臨床推論の思考は連続的に進んでいきます．救急隊長は傷病
者とその妻に問診しながら，会話（ことば）による推論を進めていきます．
バイタルサインの報告が入ってくると，その数値が傷病者の状態をどのよう
に反映しているかを解釈していきます（このプロセスを「評価する」といい
ます）．酸素投与を選択し投与を始めたら小さな「評価する，選択する，実行
する」のサイクルを回します．酸素投与による変化を評価し，それを基に臨床
推論を先に進めます．

　救急隊長の目，耳，手を通してたくさんの情報が次から次へと入ってきま

す．救急隊長は傷病者の様子を観察しながら SpO_2 値を見ます．傷病者の話を聴きながらバイタルサインの報告を聞き，モニタに同期する信号音を聴いています．次々に入ってくる情報を処理しながら，ルール・インとルール・アウトをするために身体診察を行います．身体診察により視診，聴診，触診の情報が入力されますが，それを処理しながら臨床推論をまとめていきます．

　次に，救急隊長がどのようにして傷病者ごとにさまざまな情報を整理し臨床推論を進めているのかを見てみましょう．救急隊長は救急活動のスクリプト（表1）に基づいて図11の臨床推論シートを使って，初期評価（表1の3.），二次評価（表1の4.）そして病院への伝達（表1の5.）までの救急活動を行っています．ここでは詳細な評価について説明します．詳細な評価には〈1〉問診，〈2〉身体診察，〈3〉バイタルサイン測定，SpO_2 値と血糖値の測定があります．問診では SAMPLER と OPQRST を使うといいでしょう．SAMPLER の S は symptom（119番通報のきっかけとなった傷病者の訴えや症状），A は allergy（アレルギーの有無），M は medication（病院から処方され服用・使用している薬剤），P は past history（現在も治療している基礎疾患と，治療により今は治っている既往歴），L は last meal（最後に口にした飲食物），E は event（イベント，119番通報のきっかけになった出来事，外傷の場合は受傷機転と事故に至る経緯になります），R は risk factor（生活習慣などの急な傷病の背景となる要因，喫煙歴やアルコールの量や生活の様子など）の略になります．傷病者の訴えや症状が痛みや呼吸困難の場合は，OPQRST について問診します．OPQRST の O は onset（発症様式，突然に，急に，だんだんなど），P は palliative/provocative factor（増悪・寛解の因子で，動いたら悪くなる，運動をやめると痛みがなくなる，座ると楽になる，寝ていると悪くなるなど），Q は quality/quantity（症状の性質，痛くなったり和らいだりを繰り返す，締めつけられるような痛み，キリキリ・ズキズキする痛み，ずっと息苦しいなど），R は region/radiation/related symptom（部位，放散痛の有無，関連する症状，左胸が痛い，お腹が痛い，心筋梗塞で左肩や左の顎に放散するなど），S は severity（強さ「痛みや息苦しさがない時を0，最悪を10だとすれば，今は0から10のどの段階ですか？」），T は time course（時間経過や日内変動，ずっと痛い，15分くらい

事前情報から現場到着まで	初期評価
指令内容 年齢・性別 119番通報した理由・症状 何をしていて発症したのか	**現場の状況** **傷病者の状況**
とりあえずの診断 1. **鑑別診断** 2. 3.	**初期評価** 気道：異常あり・なし 呼吸：異常あり・なし 循環：異常あり・なし 意識：異常あり・なし 外表：異常あり・なし **不安定のレベル（＊）** 　1・2・3・4・5
心停止の危険度 （高）4・3・2・1（低） **心停止の原因** 心原性・呼吸原性	**心停止の危険度** 極めて高い・高い・低い **心停止の原因** 心原性・呼吸原性
現場活動の段取り	**接触時の処置・プラン**

図11　臨床推論シート
（＊）不安定のレベル：1…心停止，2…極めて不安定（心停止が近い），3…不安定，

の間隔で痛くなる，朝方が息苦しい，寝ていると息苦しいなど）の略になります．

　SAMPLERとOPQRSTを使った問診では，1つ1つの項目について問診をしながら考え臨床推論（ルール・インとルール・アウトを行う）を行い，

詳細な評価	現場診断と医師に伝わる伝達の検証
問診 S：傷病者の訴え A：アレルギー M：内服 P：既往歴 L：最後の飲食 E：イベント R：リスクファクター	**現場診断と傷病者の状況（SBAR の S）** 現場診断名： 不安定のレベル：1・2・3・4・5
問診（痛み，呼吸苦など） O：いつ起きたのか？ P：増悪・寛解の要因 Q：症状の性質 R：放散痛や関連する症状 S：強さ（10 段階評価など） T：時間経過・日内変動	現場診断に至った考え方・根拠 イベントから考えて妥当か 既往歴から考えて妥当か 身体所見は診断の妥当性を高めるか バイタルサイン・検査は現場診断・不安定の度合い と合致するか
身体診察 ショックの所見 喘息，肺水腫，肺炎の所見 慢性心不全の所見 運動麻痺，瞳孔所見 腹膜炎の所見 外出血・創傷の所見	**患者ストーリー** AMPLR から患者の背景を理解し，S と E を説明できる病態・現場診断名を考え，ストーリーを組み立てる 自分で納得できれば伝達の準備完了 （活動中に組み立てていく）
バイタルサイン・検査 意識： 血圧： 脈拍数・リズム： 呼吸回数： 体温： SpO_2（O_2　）：　％ 血糖値：	**I-SBAR-C** I：所属，氏名，隊長・隊員・機関員の別 S：傷病者の状況を一言で表現する 　　「58 歳男性が心筋梗塞を起こしています.」 B：バックグラウンド・背景（不安定度が 3 であれ 　　ば，E：イベントを中心に説明する） A：詳細な評価のサマリー R：病院収容の依頼 C：医師から搬送中の指示があれば復唱し確認する

4…安定だが E の異常あり，5…安定で E の異常なし.

その推論を持って次の問診を行います. まず最初に網羅的に問診し，その内容を最後にまとめるわけではありません. NHK のテレビ番組「総合診療医・ドクター G」の問診と臨床推論の考え方・実践法は，救急活動の詳細な評価に応用することができます（番組では状態が安定した患者を対象としています

事前情報から現場到着まで	初期評価
指令内容 58 歳男性 胸の苦しさ 早朝ジョギング中に出現	**現場の状況** 一般住宅 **傷病者の状況** ソファーでぐったりしている．こちらを注視する
とりあえずの診断 1．心筋梗塞 **鑑別診断** 2．狭心症 3．解離性胸部大動脈瘤	**初期評価** 気道：異常あり・なし 呼吸：異常あり・なし 循環：異常あり・なし 意識：異常あり・なし 外表：異常あり・なし **不安定のレベル（＊）** 1・2・3・4・5
心停止の危険度 （高）4・3・2・1（低）	**心停止の危険度** 極めて高い・高い・低い
心停止の原因 心原性・呼吸原性	**心停止の原因** 心原性・呼吸原性
現場活動の段取り リーダーは救急隊長，時間管理は救急機関員，心停止になった時の CPR の質管理は救急隊員	**接触時の処置・プラン** とりあえずの診断は心筋梗塞で，状態は不安定．現場滞在時間を 10 分に設定し，救命センターを選択．急いで詳細な評価を終える．心室細動への準備

図 12　救急隊長が作った臨床推論シート
（＊）不安定のレベル：1…心停止，2…極めて不安定（心停止が近い），

ので，たっぷりと時間をかけた問診を行っています）．救急活動では傷病者の不安定の度合いに応じて問診の時間が制限されるので，重要で本当に必要なことを中心に問診する必要があります．この事例について救急隊長が作った臨床推論シートを図 12 に示します．

詳細な評価	現場診断と医師に伝わる伝達の検証
問診 S：胸が押されるように苦しい A：なし M：高血圧と糖尿病の薬 P：高血圧と糖尿病 L：出かける前にコーヒー E：ジョギング中に急に発症 R：タバコ	現場診断と傷病者の状況（SBARのS） 現場診断名：心筋梗塞 不安定のレベル：1・②・3・4・5
問診（痛み，呼吸苦など） O：ジョギング中に急に P：安静にしていても持続 Q：押されるような感じ R：左肩の辺りが変な感じ S：苦しそうな表情になる程度 T：胸部圧迫感は持続的	現場診断に至った考え方・根拠 成人男性の急な胸部症状で心筋梗塞を考えた．早朝ジョギング中というイベントから心筋梗塞は考えやすい．既往歴も現場診断を支持する．身体所見，バイタルサインからは現場診断を支持する所見はない
	患者ストーリー 生活習慣病（高血圧，糖尿病）と喫煙歴から脳卒中・心筋梗塞はいつ起きても不思議ではない状態だった．早朝ジョギングをきっかけに心筋梗塞が発症したというストーリーは妥当
身体診察 視診で顔色が悪いがチアノーゼはない・明らかなショックではない 視診で外頸静脈の怒張はなく急性心不全はなさそう 聴診で肺水腫の所見なし	I-SBAR-C I：○○消防署の△△です S：58歳男性，急性心筋梗塞の疑いで収容をお願いいたします B：今朝，ジョギング中，急に胸を押されるような感じが出現し，持続したため119番通報になったもの．高血圧，糖尿病の既往と喫煙歴があります
バイタルサイン・検査 意識：清明 血圧：105/80 mmHg 脈拍数・リズム：70回/分，整 呼吸回数：16回/分 体温：37℃ SpO$_2$（O$_2$なし）：96％ 血糖値：測定せず	A：意識は清明，BP 105/80，HR 70，RR 16，RAでSpO$_2$は96％です R：収容はいかがでしょうか？ C：医師から搬送中の指示があれば復唱し確認する

3…不安定，4…安定だがEの異常あり，5…安定でEの異常なし．

　このかなり複雑なプロセスが，詳細な評価により現場診断を組み立てていくという作業になります．救急活動プロトコールから臨床推論に関わる部分だけを取り出すと図13になります．図13のように，救急活動は出場指令を受け，とりあえずの診断を作るところから始まり，詳細な評価で病院に

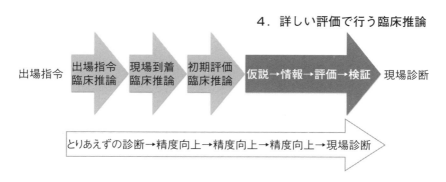

図 13　救急活動プロトコールにおける臨床推論の系列：
特に詳しい評価における臨床推論

伝達する現場診断を組み立てるプロセスと言ってもいいでしょう．出場指令を受けた段階で，とりあえずの診断を仮説として形成し，現場到着までにその精度を向上していきます．精度を向上するためには救急隊員の経験や知識，あるいは現場からの追加情報が必要になります．情報があれば臨床推論の精度が上がるわけではありません．精度を向上するためには情報を解釈し，それが臨床推論にどのような意味があるのかを評価する必要があります．傷病者の初期評価により，場合によってはそれまで想定していたとりあえずの診断を破棄し，新たな仮説を形成しなくてはならない事例もあります．詳細な評価ではルール・イン，ルール・アウトという作業を繰り返しながら仮説を検証し，最終的に現場診断を組み立てます．

　現場診断は傷病者の救命・予後改善に最適な病院と診療科を選定するための判断であり，病院で医師が下す診断とは役割が異なります．しかし，臨床推論で必要となる科学的な思考は医師だけの技能ではありません．心停止の傷病者を社会復帰させる，不安定な傷病者をできる範囲で安定化し必要な医療機関に迅速に搬送する，一見安定に見えても専門的な診療を必要とする傷病者を見逃さないためには，科学的な思考法（臨床推論）に基づき現場診断を組み立てる能力が必要になります．

ⓒ　まとめ

　詳しい評価（二次評価）と処置は救急活動で最も重要な段階になります．詳しい評価で傷病者の病態や傷病をどのように判断するのか（現場診断を組み立てる）が，傷病者の救命・予後改善に大きな影響を与えます．

　詳しい評価の質（現場診断の精度）は，出場指令を受けた時点で始まる臨床推論の系列の質により決定されます．とりあえずの診断を作りその精度を向上していくには（図13），隊員の知識・経験だけでなく，情報を解釈し科学的な思考により判断を作るという技能が必要になります．

　詳しい評価では問診，身体診察，バイタルサイン，簡単な検査だけでなく，処置に対する反応という次々に入ってくる情報を素早く解釈し，診断の精度を効率よく向上していくという頭の働き（認知技能，救急活動プロトコールのスクリプト）が必要になります．図14に救急隊長が記入した救急活動シートを示しました．現場到着までの心停止の危険度は3でも構いませんし，初期評価における不安定のレベル，心停止の危険度も異なっていても構いません．救急活動には1つの正解というものは存在しません．むしろ救急活動ではさまざまな考え方やアプローチがありますが，救急活動シートという一定の思考過程に従うことで，緊急度，重症度や現場診断をある高い精度で判断する技術を獲得する必要があります．

ⓓ　事　例

（状況設定は ⓐ と同じ．）

1月の平日，午後10時．

出場指令：慢性呼吸器疾患で呼吸器内科通院中の69歳男性．呼吸が苦しいとのことで妻が119番通報したもの．

救急隊長の臨床推論：出場指令を受けた時点で，慢性呼吸器疾患を有する高齢者の急性増悪を考え，その原因として肺炎の合併を想定した．

現場（傷病者の生活環境）評価：普通の居室．タバコの臭いがする（灰皿は片付けられている？）．酸素ボンベや酸素濃縮器はない．

初期評価：ベッドに腰掛け，前かがみになって（両腕を膝に置き上半身を支

事前情報から現場到着まで	初期評価
指令内容 69 歳男性の呼吸困難．慢性呼吸器疾患で病院かかりつけ	**生活環境の状況** 普通の環境でタバコ臭い **傷病者の状況** 前屈み姿勢で座っており，口すぼめ呼吸
とりあえずの診断 1．慢性呼吸器疾患の急性増悪 **鑑別診断** 2．心不全 3．心筋梗塞	**初期評価** 気道：異常あり・⟨なし⟩ 呼吸：異常⟨あり⟩・なし 循環：異常あり・⟨なし⟩ 意識：異常あり・⟨なし⟩ 外表：異常あり・⟨なし⟩ **不安定のレベル（＊）** 1・2・⟨3⟩・4・5
心停止の危険度 （高）4・3・⟨2⟩・1（低） **心停止の原因** 心原性・⟨呼吸原⟩性	**心停止の危険度** 極めて高い・高い・⟨低い⟩ **心停止の原因** 心原性・⟨呼吸原⟩性
現場活動の段取り 急性呼吸障害なのか，急性呼吸不全なのかを鑑別し，後者なら急いで救命センターに搬送	**接触時の処置・プラン** 酸素投与（SpO₂ が改善しなければ急性呼吸不全と判断し，救命センターに早期搬送），酸素投与に反応すれば二次病院対応と考える

図 14 救急隊長の評価，判断をまとめた救急活動シート
（＊）不安定のレベル：1…心停止，2…極めて不安定（心停止が近い），3…不安定，

えて）救急隊長の方を見ている．自発的に開眼しており見当識も正常，自分の症状も説明できるが表情はつらそう．口すぼめ呼吸で呼吸は浅く速いようだ．リザーバー付きフェイスマスクで酸素投与の準備を指示．橈骨動脈は普通の不良さで触れるがやや速い．皮膚はやや温かい．初期評価をまとめると，慢性呼吸器疾患を基礎とした急性呼吸障害で「呼吸の異常」と判断．

詳細な評価	現場診断と医師に伝わる伝達の検証
問診 S：息をするのが苦しい A：なし M：去痰剤など P：COPD L：夕飯少量 E：風邪から肺炎を合併 R：タバコ	**現場診断と傷病者の状況（SBAR の S）** 現場診断名：慢性呼吸器疾患の急性増悪 不安定のレベル：1・2・③・4・5
問診（呼吸苦について） O：呼吸苦は夕方から P：特になし Q：息苦しい R：胸痛はない S：7/10 T：増悪しつつある	**現場診断に至った考え方・根拠** 慢性呼吸器疾患の急性増悪（風邪をきっかけとした肺炎の合併）で急性呼吸障害をきたしたもの（急性呼吸不全ではない） **患者ストーリー** 慢性呼吸器疾患のある 69 歳男性が風邪をひいたことをきっかけに肺炎を併発．肺炎が基礎疾患である慢性呼吸器疾患の症状を増悪し，急性呼吸障害を発症した
身体診察 胸部聴診で肺雑音あり（肺炎をルール・インする所見）	**I-SBAR-C** I：所属，氏名，隊長・隊員・機関員の別 S：69 歳男性，慢性呼吸器疾患を基礎疾患とした急性呼吸障害です B：昨日から発熱，黄色い痰が出るようになりました．慢性呼吸器疾患で通院，内服治療中です
バイタルサイン・検査 意識：清明 血圧：160/100 mmHg 脈拍数・リズム：95 回/分 呼吸回数：20 回/分 体温：38℃ SpO₂（O₂ 5L）：96% 血糖値：測定せず	A：接触時の SpO_2 は RA で 86%，いつもは 92%　酸素 5L/分投与で現在 96% まで回復．意識清明，BP 160/100，HR 95，RR 20，体温 38℃です R：病院収容の依頼 C：医師から搬送中の指示があれば復唱し確認する

4…安定だが E の異常あり，5…安定で E の異常なし．

詳細な評価：まず，急性呼吸障害の程度を判断するために SpO_2 を評価．いつもは 92% だが今は 86%．酸素 5L/分で投与開始を選択し指示．SpO_2 の変化をモニタしながら救急隊員にバイタルサイン測定を指示．救急隊長は慢性呼吸不全が急性増悪した原因（イベント）を含め，とりあえず SAMPLER で情報を聴取することにした．

S（傷病者の訴え）について

救急隊長「今苦しいのはどのような症状ですか？」

傷 病 者「息をするのが苦しい．」

A（アレルギー歴）について

救急隊長「アレルギーはありますか？」

傷 病 者「特にないと思います．」

M（内服薬）について

救急隊長「病院などで処方されている薬は飲んでいますか？　お薬手帳が
　あれば見せていただけますか？」

傷 病 者「痰が出やすくなる薬とか，何種類か飲んでいます．このお薬手帳
　を見てください．」

P（基礎疾患，既往歴）について

救急隊長「以前から肺の病気で病院にかかっているようですが，何の病気か
　教えてください．」

傷 病 者「タバコのせいで肺が悪くなったと医者に言われました．慢性の肺
　の病気で痰が出る薬などをもらっています．」

救急隊長の判断：慢性呼吸器疾患だろう．体型は普通だし在宅酸素療法を
　しているわけではなく，通院できる慢性呼吸器疾患だろう．今回，急に悪く
　なったのには何か原因があるはずで，まずは，風邪から肺炎という最も多い
　原因について後で質問してみよう．

L（最後の飲食）について

救急隊長「夕飯の時間に何か飲んだり食べたりしましたか？」

傷 病 者「夕飯はあまり食べたくありませんでした．」

E（イベント）について

救急隊長の推理：今の状態は，慢性呼吸器疾患の急性増悪による呼吸困難．
　何らかの原因があって急性呼吸障害になっている．誘因として最も多いの
　は風邪をこじらせて肺炎になり，肺炎が慢性呼吸不全を悪化させたという
　ストーリーと仮定して，質問してみよう．

救急隊長「少し前から風邪気味で，一昨日あたりから咳や痰が増えたりしま
　せんでしたか？」

傷　病　者「先週，風邪をひいて大事をとって寝ていました．昨日あたりから熱っぽくて，痰が黄色くなってきました．」

救急隊長の判断：風邪が先行する肺炎のようだ．発熱，痰の量や性状の変化，特に，黄色くなってきたのは肺炎の可能性を示唆する．病院で胸のレントゲン写真を撮影すれば肺炎の像があるだろう．

R（リスクファクター）について

救急隊長の推理：傷病者の話からタバコがリスクファクターで，部屋でも吸っていたようなのでタバコがリスクファクターだろう．

次に，主訴である呼吸困難について OPQRST を使って問診をします．

O（いつ起きたのか？）について

救急隊長の推理：風邪から肺炎，肺炎から急性呼吸障害というよくある増悪パターン．肺炎の症状が出てくるに従って呼吸困難が起きているのだろう．

救急隊長「痰が黄色くなって，呼吸が普段より苦しくなってきたのはいつ頃からですか？」

傷　病　者「午後，いや夕方近くかな．」

P（増悪・寛解の要因）について

救急隊長の推理：慢性呼吸器疾患の肺炎による増悪から急性呼吸障害のパターンなので，特に何かしたから呼吸困難が悪くなるとか良くなるとかはないのだろう．

救急隊長「夕方から救急車を呼ぶまで，息の苦しさは変化しますか？　ひどくなったりとか，軽くなったりとか．」

傷　病　者「夕方近くから今まで特に変わりはありません．」

Q（症状の性質）について

救急隊長の推理：喘息だと息が吐きにくいとかあるが，この傷病者では特に変動などはないだろう．

救急隊長「息を吸う時に苦しいとか，吐く時に苦しいとか特徴はありますか？」

傷　病　者「特にそういうのはありません．」

R（関連する症状）について

救急隊長の推理：息を吸う時に胸が痛いといった症状があれば，胸膜炎を
　　合併しているかもしれない．

救急隊長「息を吸う時に胸が痛いとかありますか？」

傷 病 者「特に痛みはありません．」

S（強さ）について

救急隊長「息苦しさがない状態を0（ゼロ），耐えられない息苦しさを10だ
　　とすると，いつもの息苦しさはどれくらいですか？」

傷 病 者「そうですね，3か4くらいでしょうか．」

救急隊長「今の息苦しさはどれくらいですか，5とか6とか…」

傷 病 者「今は7くらい．」

救急隊長の判断：相当苦しいということだな．

T（時間経過・日内変動）について

救急隊長「それでは息が苦しいのは7くらいで，その状態が夕方あたりから
　　ずっと続いているということですか？ それとも夕方は5くらいでだんだん
　　ひどくなっていますか？」

傷 病 者「ひどくなっている感じです．」

　バイタルサインの報告がありました．血圧は160/100 mmHg，心拍数は
95回/分，呼吸回数は20回/分，SpO_2は酸素投与により96％に回復，体温
は38℃．

　肺炎に焦点を当てた身体診察として肺の聴診を行い，右下肺野に雑音を
聴取しました（肺炎をルール・インする所見）．

　上記の情報を救急隊長がどのように評価し判断したのかを図14にまとめ
ました．

3.5a 救命救急センターの選定と伝達
(表1の⑬a, ⑭a, ⑮a)

ⓐ ストーリー

　救急隊長の現場診断は心筋梗塞で，傷病者の状態は不安定，詳細な評価の判断は伝導ブロックにより急性心不全（急性肺水腫）が急速に進行してくる可能性があるというものでした．

　傷病者の緊急度・重症度が高いことと，心室細動の危険度，ブロックが高度になった場合の処置，心臓カテーテル治療など病院での治療を考えると，この傷病者にとっては救命救急センターが最も安全で，必要な治療が迅速にできると判断しました．

　救急隊長はSBARで救命救急センター医師にホットラインで搬送依頼を行います．

　今までに集めた情報を整理し，I-SBAR-C[22]で伝達を開始します．

　「○○消防署，救急救命士の△△です．傷病者の搬送依頼です．」

　「傷病者は58歳男性です．現場診断は心筋梗塞で，低血圧，比較的徐脈があります」（状況）．

　「イベントですが，今朝ジョギング中に急に胸部苦悶が出現，自宅で安静にしていてもおさまらないため119番通報になったもの」（背景）．

　「血圧は105/80 mmHg，心拍数は70回/分，ST上昇が認められます．呼吸回数は16回/分，SpO_2は96％（ルーム・エア），体温は37℃です．頸静脈の怒張なく，胸部聴診上も現状では肺水腫の初見はありません」（評価）．

　「救命センターでの収容お願いします」（収容依頼・リクエスト）．

　「はい，わかりました．すぐに向かってください．到着まで何分くらい

---

[22] I-SBAR-C（アイ・エスバー・ク）：SBARの前後にI：identify（自分と相手の所属・名前を確認する）とC：confirm（医師からの指示を復唱し確認する）が加わったもの．

かかりますか？」

「5 〜 8 分程度だと思います．」

「心室細動に備えながら搬送してください．」

「わかりました．お願いします．」

ⓑ ストーリーから要点を抽出する

　初期評価，詳細な評価の判断から救命救急センターを選択した場合（救命救急センターの適応ではないと判断した場合は 5b の二次救急病院選定と伝達にジャンプする），それまでに集めた情報を整理し SBAR 形式で収容依頼の伝達を行います．

　SBAR でどのように伝達するかについて説明する前に，もし，この事例の傷病者が独力で病院の救急外来を受診したと仮定し，救急医がどのような手順で，何を考えながら診察するのかを見てみましょう．

救急医「○○さん，どうされましたか？」

患　者「今朝，日課にしているジョギングをしていたら，急に胸の辺りが苦しくなり，なんだかおかしいなと思い帰宅しました…」

　患者の話を聞きながら，救急医は患者がジョギングをしている情景をイメージ（映画のような動画として）しています．今朝は寒かったはずで，その中を 58 歳の高血圧がある男性がジョギングをしている…．救急医の頭の中では，イメージした患者がジョギング中にイベントを起こして立ち止まり，不安そうな表情に変化しました．頭の中の患者は胸の辺りをさすりながら自宅に向かって歩き始めます．

救急医「それで，自宅に戻ってどうされていたんですか？」

患　者「ソファーに座り安静にしていました．症状はおさまるだろうと思って…．でも症状がなくならないので心配になり受診しました．」

　救急医は患者の説明を聞きながら頭の中の患者を動かしていきます．患者はソファーにぐったりと座り，不安な表情で症状が去るのを待っています．5 分，10 分，20 分，30 分…症状は持続しています．

　救急医は，患者との対話を通して，患者に何が起きたのかを推理しながら，患者のストーリーを医学的に組み立てていきます．救急医は対話から得られる情報を手掛かりに，患者に起きたイベント（出来事）をイメージ化していきます．救急医の頭の中には次のような場面が映し出されています．心筋梗塞を発症したと疑われる患者が，不安そうにぐったりとしてソファーに座っています．時々胸の辺りをさすっています．寒冷，労作時の胸部症状で15分以上継続しているという事実から，やはり心筋梗塞を起こしているのだろうという結論に達します．

　ここに描いたように，医師は患者・家族，あるいは救急隊の話から，患者が何をしていてどうなったかを具体的なイメージとして，まるで映画のようにプレイバックし，状況の中で患者にどのようにイベントが起きたのかを再現し，自分自身に説明ができ納得がいく臨床推論を行い，とりあえずの診断を選択します．

　これが医師の患者ストーリーの組み立て方で，医師はそのストーリーを拠りどころにとりあえずの診断を考えます．

　救急隊が傷病者の容態を伝達する際，その伝達から医師が上に述べたような患者ストーリーを組み立てることができるかどうかが，収容依頼の受け入れ判断に影響を与えると思われます．医師が救急隊の伝達の内容から傷病者の様子がイメージでき，自分が考える「とりあえずの診断」と救急隊が考える「現場診断」がおおよそ一致すれば（救急隊が診療科を選択し，当該診療科の医師に伝達するような場合），患者収容は円滑に進むでしょう．一方，伝達の内容から医師が患者をイメージするのが難しい場合，医師はとりあえずの診断を組み立てることができず，自分の診療対象かどうかを判断できない状況が発生すると思われます．

　SBARでの伝達では，医師がストーリーを描けて，その中で救急隊が組み立てたとりあえずの診断に納得できるような工夫が必要になります．

　この事例を使ってSBARについて説明します．

Situation（状況）

日本語で状況というと「早朝ジョギングをしていたところ急に胸の辺りが重くなったため帰宅し…」という時間軸に沿って出来事を並べた記述を思い浮かべますが, ここでいう situation（状況）は, 結論を一言で表現します（「こんな危機的な状況がある」ことを簡潔に伝える）.

この事例では「58 歳男性, 現場診断は心筋梗塞です（心筋梗塞が疑われます）」になります.

Background（背景）

主に SAMPLER の E（イベント）に相当します. 現場診断に関連する基礎疾患, 既往歴があれば言及してもいいでしょう.

この事例では「今朝ジョギングをしていて急に胸部の苦しい感じが出現. 自宅で安静にしていたが 30 分以上経っても症状がおさまらず, 119 番通報になったもの」となります.「基礎疾患に高血圧あり, 薬物療法中」を加えてもいいでしょう.

バックグラウンドをうまく伝達するポイントは,「今現在」に時間的に近接する事実から伝達を始めることにあります（「今」を起点に過去に遡る. 過去から「今」までの出来事を並べない）.

Assessment（評価）

初期評価と詳細な評価の主な所見を伝えます. 伝え方はさまざまで正解はありませんが, 次のように伝達してもいいでしょう.

「意識は清明で, 急性の呼吸障害や循環障害はありません. 血圧は 105/80 mmHg, 心拍数は 70 回/分, ST 上昇が認められます. 呼吸回数は 16 回/分, SpO_2 は 96%（ルーム・エア）, 体温は 37℃ です. 頸静脈の怒張はなく, 胸部聴診上も現状では肺水腫の所見はありません.」

Request（依頼内容）

「救命救急センターでの収容をお願いします.」

場合によっては搬送中の処置について医師から指示があるかもしれません. 医師から指示があった場合はその指示を復唱し「…をする, ということですね?」と一言確認しておく必要があります. これを confirmation（確認）と

呼びます.

　SBAR を開始するにあたって，まず伝達者の所属や氏名を述べますが，これは identify（同定する）と呼ばれます.

　このように SBAR は，その前後に identify と confirmation が加わるので，I-SBAR-C（読み方は，アイ・エスバー・ク）と呼ばれることがあります.

Ⓒ　まとめ

　救命救急センターでの治療が必要になる傷病者は，緊急度あるいは重症度が高い場合がほとんどで，現場滞在時間はできるだけ短いほうが傷病者の救命や予後改善に有利に働きます. 一方，緊急度と重症度が高い傷病者では特定行為や拡大処置（ブドウ糖投与，ショックへの輸液）を選択する場合もあり，その際はオンライン指示，関係者への説明と同意などを行うために現場滞在時間が長くなる傾向があります.

　救命救急センターへの搬送を要する傷病者の救急活動の基本的な方針は，〈1〉現場滞在時間に上限を設けてカウントダウンし，残り時間（現場活動を終了する時間）を意識した活動を習慣化する，〈2〉傷病者の救命・予後改善に最も効果がある処置に焦点を絞る，〈3〉処置を選択するための情報の評価と判断を効果的・効率的に行う（本当に必要な情報を中心に収集する），〈4〉「傷病者の救命・予後改善に必須のことは何か」を常に念頭に意思決定を行うこと，にあります.

　一方，救命救急センターでの治療を必要としない場合（二次救急病院対応の傷病者）の詳細な評価（**表1の4.**）では傷病者の現場診断や病態の判断だけでなく，かかりつけ病院の診療レベル（急な傷病に対応できるか？），傷病者の普段の生活の状況（QOL：quality of life），家族との関係，介護施設やサービスとの関連など，さまざまな情報を集めて搬送先病院を選定しなければならないことも少なくありません（「3.5b　二次救急病院の選定と伝達」で説明）.

　傷病者の詳細は，評価の項目はすべての傷病者に共通していますが，緊急度・重症度が高く救命救急センターへの搬送を要する傷病者と，安定し一般的な症状で二次救急病院への搬送適応となる傷病者では情報の取り方（特に

問診）が異なります．ここでは主に救命救急センターに搬送する傷病者の詳細な評価のプロセスについて説明しました．

　病院搬送を円滑に行うためには医師の思考過程を知り（臨床推論），病院の医師・看護師と共有できる傷病者ストーリーを描き，そして医師が理解できる伝達（SBAR）を行う必要があります．そうすることで病院前救急医療と病院での救急医療が効果的・効率的な連携が可能となり，結果として傷病者の救命率向上や予後改善が得られると考えます．

ⓓ 事　例

状況：管内に高速道路が通る Y 市．高速道路からの降り口と一般道路の
　　　合流地点での重大事故がしばしば起きている．

出場指令の内容：11 月の平日午前 4 時出場指令があった．指令内容は「高速
　　　出口から一般道に合流したトラックが，一般道を走る乗用車の右側面に
　　　衝突．トラックの運転手が衝突相手の乗用車を見に行くと，ドライバーは
　　　呼んでも返事をしない．呼吸はある模様」（消防隊と同時出場）．

現場到着まで：時間帯と場所から高エネルギー外傷を考える．傷病者は乗用
　　　車ドライバーで，傷病者の右側に大きな外力が加わった鈍的外傷．頭部外
　　　傷，右胸部外傷，肝損傷，右大腿骨骨折・骨盤外傷が考えられる．非心停
　　　止のようだが接触時には心停止になっている可能性もある．心停止の原因
　　　は出血性ショック（右血胸，肝損傷による腹腔内出血），拘束性ショック
　　　（右緊張性気胸）が考えられる．心停止が時間的に近接しているようなら
　　　（病院前で心停止にならないよう）急いで救命救急センターに搬送する．
　　　そのための段取りを救急隊で確認（10 分ルールや三役の分担など）．

現場観察と傷病者の初期評価：警察が交通を遮断し，消防隊が安全確保して
　　　いる．救急車は乗用車のそばで停車．消防隊員が事故の関係者は 2 名で，
　　　重症者は乗用車ドライバーであることを救急隊に報告．乗用車付近は暗い
　　　が接近すると傷病者を確認できた．乗用車の右側は大破している．シート
　　　ベルトの装着あり，エアバックはフロントは作動，側面には装備されて
　　　いない模様．割れた窓から傷病者を観察すると，目は閉じており呼びかけ
　　　ても返事はない．右側頭部に出血あり（非活動性）．呼吸に伴う異音は

聞かれない. 胸は上がっており総頸動脈で脈拍は十分に触知できる. 現場は暗く観察が困難であること, 傷病者は高エネルギーによる鈍的多発外傷が考えられるため, 消防隊と協力し傷病者をただちに車内収容することを選択. とりあえず酸素投与を開始. 右側のドアをなんとか開け, 傷病者を愛護的に車外に搬出し, バックボードを使って車内収容.

詳細な評価:問診は不可なので身体診察を優先(事故の状況は消防隊員がトラックドライバーから聴取中). 右側頭部の挫創から出血あり(非活動性). 外頸静脈はやや怒張. 胸部を触診すると右側に軋轢音と握雪感を認めた. これらの所見から緊張性気胸と判断. 急いで救命救急センターに搬送することを選択. 右下肢は短縮し変形あり. 右大腿骨骨折と骨盤外傷もありそう. バイタルサインは次のとおり. 血圧 100/70 mmHg, 心拍数 110 回/分, 呼吸回数 22 回/分, SpO$_2$ 99%(酸素 10L/分). 代償性ショック(この時点では拘束性ショックが主たる病態と考えた)であり, 短時間で緊張性気胸から心停止に陥る危険性があると判断. 直近の救命救急センターの搬送基準を満たしているため, これ以上の詳細な情報収集よりも救命救急センターへの搬送依頼のほうが傷病者の救命・予後改善につながると判断し, SBAR による収容依頼を開始.

S:60 歳代男性, 高エネルギー事故による鈍的多発外傷で緊張性気胸があり, 肝損傷と骨盤外傷による出血性ショックも考えられます.

B:高速道路から一般道に合流してきたトラックが, 傷病者が運転している普通乗用車の右側に激しく衝突した模様.

A:意識障害があり, 血圧は 100/70 mmHg, 心拍数は 110 回/分, 酸素 10L/分投与で SpO$_2$ は 99%, 呼吸回数は 22 回/分です. 外頸静脈の怒張, 右胸部の軋轢音と握雪感から緊張性気胸と判断しました.

R:救命救急センターでの収容をお願いします.

3.5b 二次救急病院の選定と伝達 (表1の⑬b, ⑭b, ⑮b)

　①から⑮ではジョギング中に発症した心筋梗塞の傷病者を主人公に，救命救急センターを選定し受け入れ要請を行う過程について詳しく説明しました．ここでは「三次救急病院以外の選定と収容依頼」について，別の傷病者を用いて説明します．

ⓐ ストーリー

　ここでは，新たな傷病者（86歳女性）を取り上げ，二次救急病院の選定と収容依頼の「判断する・選択する・実行する」について考えてみたいと思います．

　8月の平日午後11時，119番通報を覚知しました．通報者は傷病者の長男で，通報内容の概要は次のとおりです．

　「傷病者は86歳女性，通報者の母親．現場は消防署から約3kmの所にある公営アパート（団地）の3階住居．脳梗塞後遺症で介護サービスを受けている．トイレは自立．長男が午後9時に帰宅すると，いつもより元気がなく，ぐったりしていたとのこと．しばらく様子を見たが改善しないため救急車要請．高血圧，糖尿病で市内○○病院に通院中．」

　出場指令内容は「86歳女性，意識障害の疑い．既往は脳梗塞で介護サービスを受けている．なお，高血圧と糖尿病で市内○○病院に通院中．○○団地の○号棟，長男が誘導します．以上．」

　現場に到着した救急隊は，まず安全を確認し，感染防御を行って傷病者に接触します．室内はクーラーがよく効いており，傷病者は布団の上に座り，入ってきた救急隊の方を向いています．「どうしましたか？」と声をかけると「今日のリハビリテーションで疲れてね…」「おまけに外は暑かったし，もう疲れたよ」とのこと．救急隊長が観察し，気道，呼吸，循環，意識，外傷に異常はなく状態は安定していると判断しました（緊急度・重症度は

高くなく，三次救急施設の適応はないと判断）．

　現場活動のタイマーを 15 分にセッティングし，詳細な評価をスタートします．詳細な評価のサマリーは次のとおりです．

　主な訴えは「疲れた」「元気が出ない」．アレルギーはなく，近くの医院で高血圧，糖尿病と腰痛・膝痛（加齢による変形性疾患）の薬を内服している．家の中では壁にもたれながら歩けるが，外出時は介護用の歩行器を使っている．デイサービスは週に 2 回利用していて，いつも「疲れた」「もうたくさん」などと不平を漏らしている（長男の話）．夕飯はコンビニ弁当（近くに住む長女の差し入れ）だが手をつけていない．今日はスポーツドリンクを飲んだだけとのこと．過去に大きな病気をしたことはなく，出産歴が 3 回，30 歳代で虫垂炎の手術を受けている．

　救急隊長は全身的に安定していること，119 番を要請した理由が「疲れた」「元気が出ない」であり，これらの訴えは通所のたびに漏らしているという長男の話から新しい症状ではないだろうと判断します．吐き気や嘔吐，下痢などの症状がないこと，また，新たな症状があるかどうかを質問したところ，疲労や倦怠感以外の症状はないことを確認します．念のため「○○さん，今の疲れや元気のなさは，デイサービスの後に感じるのと同じくらいですか？」と質問します．「そうだね，今日はちょっとつらいけど，大体いつもこんな感じかしら」と傷病者が答えます．この返答から救急隊長は，not sick（急病ではない），状態は安定と判断し，基本的には搬送は不要のケースだろうと判断します．

　次に，バイタルサインを測定します．

　血圧は 140/105 mmHg，心拍数は 85 回/分，呼吸回数は 10 回/分，SpO$_2$ は 98％（ルーム・エア），体温は 36℃ です．

　この数値データには特に異常はないと判断．脈圧も保たれており，脈拍数，呼吸数も安定しているので，脱水も考えにくいと判断します．

　次に，身体診察を行って熱中症，脱水症をルール・アウトすることを選択します．

　「○○さん，今からお体を拝見しますね．まず，大きく口を開けて，舌をアッ

カンベーするように出してもらえますか？」舌はやや乾燥していて，脱水があるかもしれないと判断します．「喉は渇きますか？　スポーツドリンクはどれくらい飲みましたか？」と質問すると，「牛乳瓶1本分くらいかしら」との返答がありました．橈骨動脈を触れながら体温を感じても熱感はなく，特に皮膚が乾燥している様子もありません．○○さんにクーラーの使用について質問したところ「私はクーラーは嫌いで使わないけど，この人（長男）が暑がりで，いつも帰宅するとすぐにクーラーをつけるんです」との説明がありました．

　救急隊長は考えます．いつもの疲れかもしれないし，熱中症の初期かもしれない（日中はクーラーを使わずに飲水も十分ではない）．熱中症としてもクーラーをこのまま効かせて，水分を採れば様子をみてもいいのではないか．でも，その提案に長男は納得するだろうか．
　救急隊長は搬送の適応と搬送先を決めるために次の質問をします．
　「お母さんはいつもの疲れがなかなか取れないのかもしれないし，今日は暑かったので軽い熱中症を起こしかけているのかもしれません．いつものかかりつけの医院に聞いてみましょうか？」と長男に問いかけます．長男からは「いつもの医院はもうだれもいません．心配なので市立病院とか大きな病院を探してください」との要望がありました．

　ここまでの救急活動の判断をまとめると，
・86歳女性のデイサービス後の疲れ．
・脳梗塞後遺症で自宅では伝い歩き，介護サービスとデイケアを利用している．
・容態は安定していて救命救急センターの適応はない．
・軽度の熱中症かもしれない．
・主要な症状が軽い熱中症（脱水）と考えれば sick [23] と判断，そうではなく疲れと考えれば not sick [23] と判断する．
・傷病者の背景を考えると病院搬送の適応と判断する．
・家族の意向は二次救急病院（救急車で20分の距離）．

・二次救急病院受診後は帰宅になりそうなので帰宅の便（自家用車なし）を考えて，近隣の二次救急病院を選択する．

救急隊長はこのように判断し，市立病院より近い二次救急病院を選択し収容依頼の伝達を行います．

Situation（状況）

疲労を訴える 86 歳女性です．全身状態は安定しています．軽度の脱水と判断しました．

Background（背景）

脳梗塞後遺症で介護サービスとデイケアを利用しています．本日，リハビリテーションを行い，その後，いつもと同じ疲労を訴えています．高血圧，糖尿病と腰痛などで△△病院に通院中です．今日の日中，在宅時にはクーラーを使っておらず，水分はスポーツドリンクを牛乳瓶 1 本分しか摂っていません．食欲もないとのことですが，嘔吐や下痢はありません．

Assessment（評価）

意識清明で，バイタルサインは安定しています．高体温なく，舌はやや乾燥し，軽度の脱水と判断しました．

Request（依頼）

スポーツドリンクは摂取できそうですが，長男が心配して受診を希望しています．お願いできないでしょうか？

ここで用いた傷病者のストーリーは救急疾患としては軽症ですが，このような活動の事例は多いのではないでしょうか．

ストーリーは続きます．

傷病者の受け入れ要請はすぐに承諾されました．救急隊長は長男に「搬送先病院が決まりました．これからお母さんを救急車に収容し，すぐに出発します」と伝えたところ，長男から「妹にこれから救急車で病院に行くことを

---

*23 sick と not sick：緊急性があり今治療が必要な状態を sick と定義する．そうでない場合（緊急性がなく今治療を行う必要がない）は not sick（sick ではない）と定義される．

連絡し，それから母の日常に必要な物の準備をしますから，ちょっと待ってください」と要求されました．

　救急隊長は考えます．

　長男の要求を受け入れるということは，救急隊の現場滞在時間を管理する権限を長男に移譲することになる．3 分で用事が済むこともあれば，10 分以上を要することもあるだろう．その時間管理の権限を長男に渡してもよい状況だろうか？　傷病者の状態は安定しているので，1 分，2 分を争う場合（救命救急センターを選択した場合のように）ではないが，現場活動時間の管理責任は救急隊のリーダーにある．ここは長男の要求すべてを受け入れるわけにはいかない…．

　救急隊長は長男に伝えます．「妹さんへの連絡は病院に向かいながらでも可能です．お母さんは診療が終われば帰宅できると思いますから，日常生活に必要な準備ではなく，診療で必要になるかもしれないお薬手帳程度を準備すればいいと思います．3 分経ったら収容を開始しすぐに病院に向かいたいと思います.」

　この事例を取り上げた理由は，三次救急病院での治療を必要とする傷病者と，そうでない傷病者では情報収集にかける時間，聴取する情報の内容およびその情報から総合判断する考え方が大きく異なることを示すことにあります．また，現場での救急活動を管理する責任は救急隊にあることから，現場活動時間を適正に管理するためには関係者の要求を制御する（制限する）必要があることも示しました．

❺ ストーリーから要点を抽出する

　初期評価 ⑧ の時点でタイマーを 10 分（救命救急センターを選択した場合）あるいは 15 分（二次救急病院を選択した場合）にセットするために，① から ⑧ までを統合し，三次救急病院の適応・二次救急病院の適応を決定します．緊急性が高い場合は 10 分にセットし，効率よく詳細な評価を行い適切な病院に収容依頼を行います．関係者に現場時間の管理を委ねないように注意する必要があります．状態が安定していれば 15 分にセットし，ストーリー

のように，現場診断だけでなく，傷病者の QOL，家族の意向と搬送可能な医療機関のリストを総合判断し，傷病者に最適な医療機関を選定します．この場合にも関係者の意向で現場滞在が延長しないように注意します．

　次に，三次救急病院を選定する判断基準と，二次救急病院を選定する判定基準の違いについて説明します（図 15）．図 15 は臨床倫理の 4 分割表（患者中心の医療では医学を患者に適応するだけでなく，患者の QOL，患者・家族の意向，周囲の状況への配慮が必要となる）を救急活動で利用するためにその一部を改変した病院選定で用いる情報の分類表です．図 15 の病院選定で用いる情報の分類表は一般則（ルール）を示したもので，ルールはすべての事例の病院選定の意思決定の場面で利用することができますが，この表だけで病院選定ができるわけではありません（例：軽症の搬送困難例を救命救急センターに受け入れてもらうなど）．

　以下に，図 15 の典型的な利用法について説明します．救急活動で行う初期評価と詳細な評価は図 15 の「1. 医学的な判断と選択」に含まれます．初期評価により緊急度が高いと判断したり詳細な評価で重症度が高いと判断した場合は，救命救急センターへの搬送を選択します．救命救急センターを選定するのに用いる情報は主に図 15 の「1. 医学的な判断と選択」に必要な情報であり，他の 3 つの象限（2. 傷病者・家族の意向，3. QOL・幸福追求，

1. 医学的な判断と選択 ・緊急度・重症度 ・救命率向上・予後改善 ・特定行為・拡大処置 ・救命救急センター選定	2. 傷病者・家族の意向 ・傷病者の判断能力 ・患者の意向 ・説明と同意 ・事前の意思表示
3. QOL・幸福追求 ・傷病者の身体・心理・社会的側面での価値観 ・誰がどのように決定するのか	4. 周囲の状況 ・地域の医療資源 ・病院の方針・診療体制 ・地域のルール ・公平性や医療制度

図 15　病院選定で用いる情報の分類表

4. 周囲の状況）の情報は補完的に利用しています．一方，救命救急センター
への搬送が必要のない傷病者については，医学的な判断と選択を行った後，
それと同じ程度の重み付けで「2. 傷病者・家族の意向」「3. QOL・幸福追求」
「4. 周囲の状況」についての情報を収集し，これらの情報を総合的に判断し
搬送先病院を選択することになります．

　救急隊が図 15 の情報の分類表を共有することで，次のような利点が期待
されます．〈1〉救命救急センターでの治療が必要だと判断したら，その他の
情報収集はごく短時間に済ませるなどの工夫で現場滞在時間を短縮できる，
〈2〉救命救急センターへの搬送が必要ない場合，二次救急病院を選択するた
めにどのような情報を集めればよいのかが明確になる，〈3〉図 15 を用いる
ことで情報収集を体系的に無駄なく行うことができる，〈4〉結果的に質の高
い救急活動になることが期待される．日頃の教育・訓練や振り返りで図 15
を使う練習を繰り返し（違う事例について）行うことをお勧めします．

ⓒ　まとめ

・① から ⑧ の情報を判断し，現場滞在時間を 10 分または 15 分にセットし
　ます．
・三次救急病院の選定を前提とした救急活動（タイマーの設定 10 分）では，
　傷病者の情報収集は選択的・集中的に行います．
・三次救急病院の選定を前提としない場合，救急活動のタイマーは最長の
　15 分にセットします．
・この場合は現場診断だけでなく，傷病者の QOL，家族の意向や選択でき
　る医療機関の特徴を総合的に判断します．
・その際には図 15 の病院選定で用いる情報の分類表が役に立ちます．

ⓓ　事　例

状況：人口 30 万人の A 市．周囲を人口 15 ～ 20 万人程度の 4 つの市に囲ま
　　　れている．急性期医療機関の数は多いが，病院選定に要する時間は長く
　　　搬送先が決まるまでの断り件数も多い地域．医療圏内に救命救急センター
　　　がある．

119番通報内容：午後4時に119番通報入電．脳内出血後の後遺障害で自宅で介護サービスを受けている86歳女性（64歳の長女と同居）．訪問した看護師がいつもと様子が変だと気づき救急要請したもの．

出場指令：86歳女性，自宅で意識障害．脳内出血後遺障害で自宅で寝たきり．

現場到着まで：傷病者の状況から脳卒中を再発したと推測．発症時間の確認が取れ血栓溶解療法の適応があれば市立病院（脳神経外科が血栓溶解療法を実施してくれる）を選択．市立病院へ搬送依頼を行う場合は，傷病者のQOLや治療の希望などを質問されるので，あらかじめ「病院選定に用いる情報の分類表」を利用し情報を聴取する担当を決定した．

傷病者の初期評価：開眼し呼びかけのほうに顔を向ける．右口角が下がっている印象がある．呂律が回らないので会話は困難．気道の異常はなく，呼吸運動もしっかりしている．橈骨動脈は普通に触知し皮膚は温かい．「わかりますか？　わかったら目を閉じてください」と大きな声で言うと，目をつむる．気道，呼吸，循環の異常はないので二次救急病院（脳卒中を受け入れてくれる市立病院）を選定する方針とした．

詳細な評価：まず看護師に「いつ急変したかわかりますか？」と聞くと「長女さんから急いで来てください，と電話があったので来ました」との返事．長女に「お母さんはいつ変になりましたか？」と聞くと「電話する直前だから，午後3時40分くらいかしら．お茶を飲ませていたら急に咳き込んでこぼして変だな，と思って時計を見たから」との返事．次に，傷病者を診察し，顔面麻痺，呂律障害，片麻痺をチェック．運動麻痺があり，麻痺側の口角が下がっている．救急隊長は長女に「このようにしゃべりにくくなったのは以前からですか，それとも午後3時40分以降ですか？」と聞くと「前からしゃべりにくかったのですが，今は私でも何を言っているのかさっぱりわかりません」との返答．傷病者は日中たいていの時間をベッド上で過ごしているが，トイレはベッドサイドに置いてある．訪問看護師は「いつも元気なので今日は急に呼ばれて驚いた」と話している．

バイタルサインは，血圧120/80 mmHg，心拍数70回/分・整，呼吸回数12回/分，SpO_2 98%（ルーム・エア），体温36℃．

搬送先病院として候補に挙がるのは，市立病院脳神経外科，訪問診療を

担当しているクリニックと契約している二次救急病院，その他の近隣の救急病院数カ所，搬送困難な場合は救命救急センターがある．長女は以前入院していた近くの二次救急病院への搬送を希望している．

　救急隊長が病院選定を行う思考プロセスは次のとおり．
〈1〉脳内出血の後遺障害で自宅で介護サービスを受けている高齢者．
〈2〉日常的に障害があり，それが傷病者にとって安定した状態（疾患はあるが慢性的な状態で，その人にとっては普通の状態・安定した状態）．
〈3〉今回のイベントは安定した慢性的な状態を逸脱する急な変化であり救急医療の対象となる．
〈4〉イベントから脳卒中が考えられる．
〈5〉血栓溶解療法を受けるチャンスがある．
〈6〉治療が効果的であれば，傷病者がより高度な介護を必要としたり，介護施設に入所するという事態を回避できる（予後改善につながる）．
〈7〉搬送先病院は市立病院脳神経外科（第1選定）とする．

3.6 病院搬送の途上 （表1の ⑯ ⑰ ⑱）

この項では，① から ⑮ に続くストーリー（冬の朝ジョギング中に心筋梗塞を発症したらしい傷病者，3.5 @ からの続き）の事例を取り上げ，病院搬送における「評価する・選択する・実行する」について説明します.

@ ストーリー

傷病者を乗せた救急車は現場を出発し，救命救急センターに向かいます.

救急隊長は救急隊員に「VF（心室細動）に備えるように」と注意を喚起しながら，搬送中の容態変化のトレーニングの手順を隊員が思い出していることを確信しています.

心筋梗塞の疑いがあれば，いつ心室細動を起こしても不思議ではありません．この救急隊は突然の容態変化にすぐに気がつくように，傷病者とモニタの観察を継続するようトレーニングを行っています.

救急隊長のトレーニングを受けた救急隊員は，次の事実と評価のポイントを思い出しています.

心室細動が突然起こった時，数秒は血液中の酸素・ブドウ糖を使って脳は機能できる．脳内の血液の酸素・ブドウ糖が枯渇したその瞬間，脳は機能を停止しさまざまな徴候が出現する．脳から筋肉への命令が途絶するため，全身の筋肉は弛緩し立位であれば突然の卒倒（座っている場合にぐったりする）が起こる．脳の呼吸運動中枢も正常に機能しなくなるため，死戦期呼吸と呼ばれる口をパクパクするような，まるで呼吸しているかのような運動（正常の呼吸ではない）が見られる．脳細胞の異常な興奮により体の一部などに痙攣が起こる．目が上転する，唸り声をあげるなどの徴候がある.

これらの徴候が見られた場合は心室細動による心停止を想起し，ただちに心停止の認識を行う．心停止の定義は「反応がない，呼吸がない，脈拍を触れない」である．実際の傷病者で心停止の認識を行う手順は次のとおり．呼びかけて返事がないことを評価する，正常の呼吸運動がないことを評価する，

脈拍を触知できないことを評価する．これらの3つの評価が揃えば，「心停止である」と評価する．心停止と評価したら，心肺蘇生法を選択し実行する．

　以上の知識と手順を頭の中で思い出し，いつでも使える状態にした上で，傷病者の観察を継続します．

　「大丈夫ですか？」「どこか苦しいところはありませんか？」などと断続的に呼びかけ，意識のチェックを行います．呼びかけと呼びかけの間には，傷病者の右手の橈骨動脈を触知し脈をチェックします．救急隊長は病院搬送の途上での傷病者観察の2つのポイントを次のように救急隊員に伝えています．まず，傷病者から直接発せられる生体情報（開眼，返事，呼吸，脈拍，皮膚温など）を連続的に観察することが最も信頼できる観察であること，次に，モニタ心電図の波形や SpO_2 の値といった生体の二次的な情報は，直接的な生体情報の評価を補うものだということです．

　傷病者の容態には変化はみられません．表情にも変化はなく，呼吸の仕方にも呼吸促迫はみられません．橈骨動脈を触知しながら感じ取る脈拍数や皮膚温にも変化はありません．時々の呼びかけにも，うなずいたりボディランゲージで返事をしています．血圧，脈拍数，SpO_2 の軽微な変動はありますが安定しています．

　そろそろ病院に到着します．救急隊長は傷病者と妻に「そろそろ病院に到着しますからね」と声をかけます．

ⓑ ストーリーから要点を抽出する

　搬送中は容態の変化を予測し，急変や心停止を即座に判断するために生体情報を連続的にモニタします．生体情報のうち，観察者が自身の視覚（表情，呼吸様式など），聴覚（呼吸に伴う異音や声かけに対する返事など），触覚（脈拍の触知や皮膚温など），嗅覚（アルコール臭，失禁など）を使って感じ取ることができる情報を一次情報といいます．このほかに生体に装着した機器を使って生体情報を数値化（血圧計，SpO_2 値など）したり，図形（モニタ心電図波形など）として表示する二次情報があります．

　傷病者に機器が装着されている時でも，まず優先的にチェックすべきは

一次情報です．一次情報をチェックして，それから機器でチェックします．病院前で傷病者のマネジメントに責任を持つ救急隊員は，このスキルを習慣にしておく必要があります．

一次情報で何か変化を感じた（変化があるかもしれないと評価した）時は，問題を発見するための行動（一次救命処置の初動と同じです）を選択し実行します．まず，「どうかしましたか？」「大丈夫ですか？」など傷病者にはっきりと伝わる程度に大きな声で明確に呼びかけます．目を開け「大丈夫ですよ」などの返事があれば問題はないと判断し，念のため呼吸，循環を感覚的に評価すると同時にモニタなどの二次情報を評価します．呼びかけても目を閉じたままで返事がない場合は，呼吸の有無，脈拍を触知するかどうかをチェックします．

病院搬送中はもちろん，現場活動中においても容態の変化があれば，まず最初に問題を発見するための行動を選択し実行します．

ⓒ まとめ

病院搬送中は傷病者の容態変化を連続的にモニタし，一次情報で変化を疑ったらすぐに問題を発見する行動を実行します（一次救命処置の初動と同じ）．問題を発見したら，問題に応じた解決策を選択し実行します．

傷病者ごとの対応では現場診断から起こり得る合併症を予測し，その発生を早期発見し迅速対応する段取りをつけておきます．この事例では心室細動を予測し，モニタと二次救命処置の段取りをつけます．

心室細動（心原性心停止）の現場診断は次の徴候から行います．

・突然の卒倒，ぐったり．

・正常の呼吸がない，死戦期呼吸がある．

・脈拍が触知できない，不明である．

心原性心停止の救命率を向上するためには，迅速な除細動と質の高いCPR が不可欠です．この2つを確実に行うことが最優先事項で，特定行為（静脈路確保，アドレナリン投与）の優先度は高くありません．

ⓓ 事　例

119 番通報内容：6 月の平日，午後 11 時に 119 番通報入電．一般住宅の 2 階の寝室で 72 歳の妻が苦しがっているとのこと．夫からの通報．高血圧，糖尿病でいろいろな薬を飲んでいる．かかりつけは市立病院の循環器内科．さっきまで寝ていたが，起き上がって苦しそうにしている．

出場指令：72 歳女性，就寝中の呼吸困難．既往歴は高血圧，糖尿病で市立病院の循環器内科に通院中．消防隊同時出場．

現場到着まで：生活習慣病で循環器内科通院中の 72 歳女性が，夜間に発作性の呼吸困難を起こしている．急性心不全，あるいは他の心・呼吸器疾患（鑑別としては心筋梗塞，肺炎など）から急性呼吸障害をきたしていると考えられる．急性呼吸不全に陥っていれば低酸素血症から呼吸原性の心停止に至ることも考えられる．気管挿管認定救命士は同乗していないので，急性呼吸不全と判断したら，急いで救命救急センターに搬送したほうが傷病者の救命につながるだろう．呼吸原性心停止に陥ったら確実な気道確保（気管挿管）と陽圧呼吸による酸素投与（気管挿管下での人工換気・酸素投与）で，低酸素血症を治療しなければ救命は期待できない．

傷病者の初期評価：接近しながら傷病者を観察すると，すでにぐったりしている．体型は小太りで下腿がむくんでいる．傷病者に接触し，体を揺すりながら呼びかけても開眼しない．呼吸はなんとかしているが，呼吸回数はむしろ少ない．聴診しなくてもゼイゼイという音が聴こえる．橈骨動脈を触れると脈拍数もそれほど頻脈ではない．酸素投与を行いながら「このようにぐったりしたのはいつですか？」と夫に質問．夫は「救急車を呼んでくれと言われて電話して戻ってきたらぐったりしていた」とのこと．呼吸状態（酸素化能）は増悪しており，呼吸原性心停止に陥る危険性が高いと判断．10 分以内の現場出発と救命救急センターへの搬送を選択．夫からの情報で，1 カ月前に心不全で市立病院に入院，先週退院したばかりで，退院後も調子は良くなかったとのこと．血圧は 100/70 mmHg，心拍数 60 回/分，呼吸回数 8 回/分，酸素投与下で SpO_2 82%．下腿に浮腫著明．

救命救急センターへの搬送依頼：

I ：○○消防の救命士△△です.

S ：72歳女性. 急性呼吸不全で, すでに徐脈です.

B ：心不全で入院し退院したばかりですが, 体調は良くなかったとのこと.

A ：反応なく, 徐呼吸で徐脈です.

R ：受け入れをお願いします.

医師：はい, わかりました. BVM（バッグバルブマスク）で補助換気を
　　　始めてください.

C ：はい, わかりました. バッグバルブマスクで補助換気を開始します.

搬送途上：傷病者のモニタは補助換気を担当する救急隊員による自発呼吸の
観察（回数, 死戦期呼吸への移行）, 動脈の触知（強さの変化, 回数の変化）,
モニタの観察（心拍数, 波形）で行う. 急性呼吸不全から低酸素治療に
よる急性循環不全をきたすと心停止（PEA）は間近であり, CPR開始の
タイミングが遅れないように注意することを確認. 観察していると脈拍数
が低下し, モニタ波形のQRS幅が延び下顎呼吸が出現した. 心停止と判断
しCPRを開始.

3.7 病院での引き継ぎ (表1の ⑲ ⑳ ㉑)

3.6（**表1**の ⑯ ⑰ ⑱）に続くストーリーです．

ⓐ ストーリー

　救急車は救命救急センターのカーポートに停車します．傷病者は救急車から降ろされ，医師・看護師とともに救命救急センターの初期治療室に移動します．救急隊のストレッチャーから救命救急センターのストレッチャーに傷病者を移動します．モニタ，酸素を切り替え，傷病者は医療チームの管理下に入ります．これがハンドオフ（救急隊が自分達の責任範囲を終了し，次のプロセスに引き渡すこと）のプロセスになります．

　医療チームは患者の初期状態を把握し，蘇生（心肺蘇生，あるいは呼吸・循環の不安定さの安定化）の必要性を評価・判断し，判断に応じて医療プランを組み立てて実行していきます．

　医療チームの活動と同時に，傷病者の情報を病院前救急医療チーム（救急隊）から，病院の救急医療チームに引き継ぎます．

　救急隊長は救急活動のスクリプトを仕事でも使える形式（図11，54頁）にした書式を使って，救急活動を病院での救急医療に引き継いでいます．また，この書式を補完（傷病者の背景や生活歴，特殊な情報など）するために口頭による情報や事情の引き継ぎを行っています．

　以下，救急隊長の引き継ぎを要約します．

　傷病者は58歳男性．高血圧で通院・加療中でリスクファクターに喫煙があります．

　本日，早朝にジョギングをしていて，急に胸を押されるような感じがしました．心配になり自宅に戻り安静にしていましたが，症状が改善しないため心配になり，妻に119番通報を依頼しました．

　とりあえずの診断として心筋梗塞を考え出場しました．

　初期評価では気道の異常はなく，呼吸は努力様でやや速いことから呼吸の

異常ありと判断しました．顔色はやや悪く，心筋梗塞を念頭に置く比較的徐脈と考え，循環の異常ありと考えました．

詳細な評価では左肩周辺の違和感があり，心筋梗塞によるものと考えました．これらを統合し，現場診断は心筋梗塞と考え搬送となりました．

引き継ぎを終えたら，病院での初期治療と詳細な評価・検査・処置を見学し，医師の診断と現場での診断を比較します．病院での診断と現場診断が食い違う場合には，医師（救急医療の知識・経験による）が行う臨床推論を基に，推論のプロセスから食い違いの原因を考え明らかにします．顔が見える関係にある医師がいれば，現場での診断の妥当性や医師の診断との相違点などについてディスカッションするとよいでしょう．引き継ぎと病院出発までの活動（医療チームとともに行う処置，見学やディスカッション）は，現場診断の精度を向上したり，救急活動の質を改善する良い機会を提供します．

ⓑ ストーリーから要点を抽出する

引き継ぎは，救急隊が行った活動のプロセスの中で組み立てた推論のプロセスと，その結論である現場診断の精度を検証する良い機会になります．救急隊が臨床推論を学習する効果的で効率的な方法は，実際の救急活動で臨床推論を行い，そのプロセスと結果（現場診断）について搬送先の医師からフィードバックをもらうことです．

救急活動を通しての臨床推論は大きく4つの段階に分けて考えることができます（図11）．事前情報から現場到着までの推論，初期評価における推論，詳細な評価における推論と，推論から組み立てた現場診断を医師に伝わるように伝達するという4つの段階になります．表1で示した救急活動プロトコールのスクリプトでは，4つの段階を詳細に分けセルごとに何を行うのか（評価する・選択する・実行する）を説明しました．

救急隊長の頭の中には救急活動プロトコールが図11の形式で記憶されていて，救急隊長は救急出場ごとにその形式を記憶の中から読み出し，傷病者を対象とした評価，選択，実行の内容を書き込んでいくと考えられます．病院に引き継ぐ段階では，図11の形式を使って，傷病者ごとの救急活動の

サマリーができているはずです．救急隊長の頭の中にある今回の活動事例の
サマリーを図 12（56 頁）に示しました．

　病院収容依頼を行う際には SBAR を使って，救急隊の意思決定の結果と
その理由・根拠を簡潔明瞭に伝達します．伝達の仕方は電話のような対話
形式や，SBAR 全体を一度に伝える無線方式があります．医師が病院収容
依頼を受ける際は，その患者はこの病院が地域医療に対して負っている役割
に適合しているかと，その医師の役割（専門領域と救急担当といった診療の
役割）に適合しているかを判断します．救急隊が SBAR を使った伝達を行う
ことで，受け手の医師は状況を論理的に判断することが可能になり，収容受け
入れの意思決定を容易かつ円滑に行うことができます．

　病院で引き継ぎを行う場合は，SBAR ではなく図 11 を使って事例報告
（研究会や学会で報告するスタイル）の要領で事例を提示するといいでしょ
う．

ⓒ まとめ

　引き継ぎでは，救急活動を総括し傷病者のストーリー（現場診断，行った
処置とその効果など）として医師が理解できる形式でプレゼンテーション
します．この時，図 11 で示したような書式を救急活動においても利用する
と，プレゼンテーションしやすいと思います．

　うまくプレゼンテーションできるようになるには，練習を繰り返すことが
必要です．練習の効果を上げるためにも，図 11 の書式を普段から利用する
ことをお勧めします．

　引き継ぎは救急活動を総括すると同時に，次の救急活動の質を向上する
ための絶好の学習の機会でもあります．プレゼンテーションしながら「ああ
すればよかった」「これを聞いておくべきだった」といった改善点が次々と
思い浮かぶと思います．それが学習の動機づけとなります．

3.8 振り返り （表1の ㉒ ㉓ ㉔）

ⓐ ストーリー

　救急隊長は帰署した後，救急活動全体を救急隊で振り返ることにしています．振り返りの過程は次のとおりです．

〈1〉まず全員をねぎらいます．

〈2〉次に救急活動に参加したメンバーに「この救急活動，出場指令から病院での引き継ぎの過程で感じたり，考えたことを思いつくまま語ってください」と伝え，会話が始まるのを待ちます．

〈3〉〈2〉で自由な発言を促し，会話の中から後で話題に挙げる項目（学習目標）を選んでいきます（3〜5つくらいをメモしておくといいでしょう）．

〈4〉会話が進んだところで，この救急活動で「よくできたところ」と「今後，改善を要するところ」（救急隊だけでなく傷病者・関係者や病院が改善すべき点も含めて）について話してもらい，それぞれをリストアップしてもいいでしょう（オプション）．

〈5〉〈3〉と〈4〉で取り上げた項目について深く掘り下げます（分析）．

　① 「なぜそうなったのか」の原因を分析する．因果関係について仮説を形成する．

　② 違う選択はなかったのかどうかを分析する．

　③ 選択の前提となる状況認識と評価の適切さを分析する．

　④ 傷病者の救命・予後改善はできたのかどうかを分析する．

〈6〉分析結果と仮説から，結果を改善するプランを考え書き出します．

〈7〉〈1〉から〈6〉の段階で知識が不足している場合は，調べたり質問します．〈5〉〈6〉の妥当性についてアドバイスが必要だと判断したら，その方策を考えます（医師に質問するなど）．

〈8〉〈1〉から〈7〉を総括し，今後の救急活動の質を改善する具体的な行動計画を作ります．

　〈2〉から〈4〉は情報収集，〈5〉から〈7〉は分析，〈8〉はまとめに相当し

ます.

ⓑ ストーリーから要点を抽出する

ストーリーで紹介した振り返りの方法は標準的な方法と考えられますが,自分達でやりやすいように試行錯誤しながら自分達のやり方を作っていけばいいと思います.

救急活動を行う前に,事前に教育・訓練する(plan),救急活動を行ったら(do)その質を点検し(check),その結果から改善計画を策定する(action).この作業を繰り返し次の救急活動プランを策定する(plan).これが消防組織内で救急隊が行う救急活動の質改善の PDCA サイクルになります(図 16).

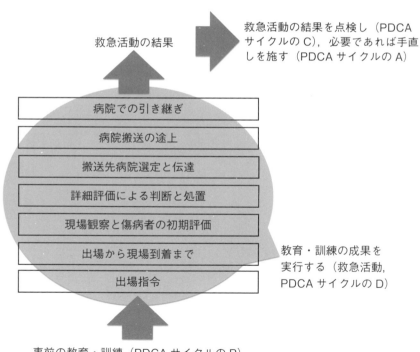

救急活動の結果

救急活動の結果を点検し(PDCA サイクルの C),必要であれば手直しを施す(PDCA サイクルの A)

病院での引き継ぎ

病院搬送の途上

搬送先病院選定と伝達

詳細評価による判断と処置

現場観察と傷病者の初期評価

出場から現場到着まで

出場指令

教育・訓練の成果を実行する(救急活動,PDCA サイクルの D)

事前の教育・訓練(PDCA サイクルの P)

図 16　救急活動の振り返りの概念図

　振り返りと合わせて導入をお勧めするのがポートフォリオです．ポートフォリオとはもともと書類入れのことですが，建築家やデザイナーがこれまでの仕事（設計図や建築物の写真，作品など）をまとめたファイルのことで，最近では医療者の教育・トレーニングの成果を記録するファイルとして活用されています．救急隊員ごとに自分の成長の記録を作れば，それはポートフォリオになります．振り返りから自分のパフォーマンスの課題を明確化し，その改善策をいろいろ試してみます．ある時，ある救急活動で課題を解決できたと思えば，何ができるようになったのか，どのような方法でできるようになったのかをポートフォリオとして記録します．

　このような実践を継続して行うことで自己学習の方法を獲得したり，自己成長を促進することができるようになります（1人より救急隊，あるいはグループで協調的に行うと効果が高まります）．

ⓒ まとめ

　行った救急活動を振り返り（check），その結果から改善プランを策定します（action）．次回の救急活動では，改善プランを織り込んで計画を立て（plan），そのプランを実行します（do）．救急隊が救急活動ごとに行うこのサイクル，plan-do-check-action（PDCA）サイクルは救急活動の質を改善するサイクルです．救急隊が行う PDCA サイクルは，自分達の救急活動を対象に行います．消防署は救急隊が行う PDCA サイクルと救急活動ごとの振り返りの結果をまとめ，例えば，半期ごとに集積し署内でまとめたことをプレゼンテーションするような機会があってもいいでしょう（署内勉強会）．あるいは，学会発表につなげることもできます．

第 4 章
まとめと発展学習

4.1 まとめ

4.2 発展学習

4.1 まとめ

　この本では救急活動という仕事全体を学習したりトレーニングするために，救急活動をスクリプト化するという方法を用いて教材を作成しました（表1）．表1にはすべての救急活動に適用できる一般的な台本を記述しています．一般的な台本（図1のA）を雛形に利用することで傷病者ごとの救急活動を組み立てることが可能になります．

　救急活動の初心者は，よくできる救急隊員が共有している優れた台本に従って救急活動全体と，その中で必要な教科書的な知識を学習することで，自然にレベルアップすることが可能になります．これがこの本の目的です．

　この本で救急活動の優れた台本の使い方がわかったら，次は救急活動の質を高める深い学習・トレーニングに移行します．そのガイダンス，すなわち発展学習の内容や進め方について次に説明します．

4.2 発展学習

ⓐ 救急活動における評価の仕方

　救急活動で行う評価は8種類（図8のセルの番号順に ①，④，⑦，⑩，⑬，⑯，⑲，㉒ の8種類）があります．① では状況や指令が発する言葉という情報を評価し，④ では最初の段階でのプラン全体が妥当であるかどうかを評価します．また，⑦ では傷病者が呈する症状や身体的な所見を感覚的（目で見て，耳で聴いて，鼻で嗅いで，手で触れて）に評価し，その評価を統合し判断を作ります．

　このように一口に評価と言っても，その基になる情報にはさまざまな種類があります．また，救急活動の段階によって，評価の目的も異なってきます．一般的に言えば，評価とは評価者が自分自身の脳に入力した情報を過去の経験・知識を使って意味づけし，次の行動を選択するための判断を作るプロセスといえます．

発展学習の1つとして，救急隊員が救急活動を通して行う評価について詳しく学習することはとても重要です．評価の仕方についての発展学習の方略は，評価のカテゴリーを〈1〉現状から今後のプランを組み立てるための評価と，〈2〉組み立てたプランやプランに沿って活動した結果を評価する，の2つに分け，それぞれの考え方についてシナリオを用いて学習することが挙げられます．

また，病院前救急医療は病院の救急医療と連携しているため，救急隊の評価・判断が病院内で行うトリアージと整合性を保つことは重要です（**図11**で示した不安定のレベルは院内トリアージと連携しています）．

ⓑ 救急活動の7つの物語

評価について詳しく学習したことを前提に，救急活動全体にわたって典型的な事例を読者が主人公になって追体験できるシナリオ教材で，この本よりもより深いレベルで救急活動のやり方を学びます．

内科救急，外傷，環境異常などさまざまな状況で，特定行為や拡大処置で傷病者を救命したり，予後を改善するアドバンストな救急活動（7本のシナリオ）を経験します．これらのシナリオに埋め込まれた知識や考え方を知識構造に組み込むことで，読者の知識体系は広くかつ深くなっていきます．

ⓒ 救急活動の署内教育・トレーニングの方法

メディカルコントロール体制では，消防組織は救急隊員の資格を有する職員の教育・トレーニングを自ら実施するシステムを構築することが求められています．従来の教育・トレーニング方法にこの本が提案する学習のやり方を組み合わせることで，よくできる救急隊員を効果的・効率的・魅力的に行うことが可能になります．

教育・トレーニングの効果・効率・魅力を高めるための方法として**図17**にメリルの教授デザイン第一原理を示しました．まず，最初の原理は，現実世界の課題（救急隊員の場合は救急活動）を取り上げる，学習者が現実に直面する問題を取り上げることです．2番目の原理は，学習者の過去の経験や知識を呼び覚ます活性化です．救急隊員であればすでに経験した救急活動の

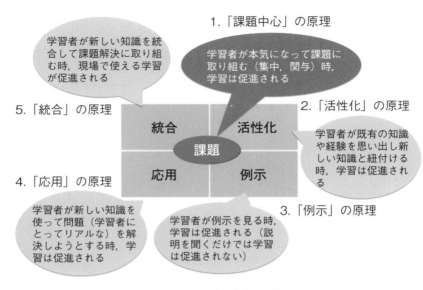

1.「課題中心」の原理

学習者が本気になって課題に取り組む（集中，関与）時，学習は促進される

学習者が新しい知識を統合して課題解決に取り組む時，現場で使える学習が促進される

5.「統合」の原理

統合　　活性化

課題

応用　　例示

2.「活性化」の原理

学習者が既有の知識や経験を思い出し新しい知識と紐付ける時，学習は促進される

4.「応用」の原理

学習者が新しい知識を使って問題（学習者にとってリアルな）を解決しようとする時，学習は促進される

学習者が例示を見る時，学習は促進される（説明を聞くだけでは学習は促進されない）

3.「例示」の原理

図 17　メリルの教授デザイン第一原理

経験を活性化し，新たな学習と関連づけます．学生や研修生であれば，すでに持っている知識や前の時間に学習した内容を思い出させます．3 番目の原理は例示する，すなわち新しい知識を与える時には知識について説明するのではなく，知識の使い方を具体的に示すという原理です．4 番目の原理は，新しい知識を学習する際には，講義を聴くだけでなく知識を使って課題を解いてみるという新しい知識を応用する機会を与えるという原理です．

　この本では救急活動自体を教材化し（1.「課題中心」の原理），救急活動プロトコールの使い方を例示することで説明しました（3.「例示」の原理）．説明の中で読者は今までに経験し獲得した知識を活性化します（2.「活性化」の原理）．第 2 章では救急活動プロトコールを例示していますが，8 つの段階の説明では各段階の「評価する・選択する・実行する」の応用例を示しました（4.「応用」の原理）．

　最後の原理は「統合」ですが，これは実際の救急活動を活用し行います．署内研修や救急隊ごとの学習成果を現場で活用し，学びの成果を振り返る機会を与えることを意味しています．言うならば教育・トレーニングによる

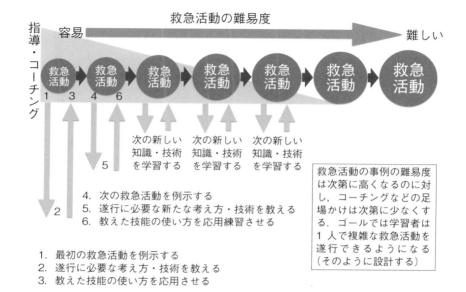

救急活動の難易度

容易 → 難しい

指導・コーチング

次の新しい知識・技術を学習する

次の新しい知識・技術を学習する

次の新しい知識・技術を学習する

4. 次の救急活動を例示する
5. 遂行に必要な新たな考え方・技術を教える
6. 教えた技能の使い方を応用練習させる

1. 最初の救急活動を例示する
2. 遂行に必要な考え方・技術を教える
3. 教えた技能の使い方を応用させる

救急活動の事例の難易度は次第に高くなるのに対し、コーチングなどの足場かけは次第に少なくする。ゴールでは学習者は1人で複雑な救急活動を遂行できるようになる（そのように設計する）

図18　救急活動という仕事を通した学習の仕方

学習と業務との統合になります。学んだことを活用する機会がないうちは本当の学びにはなりません。学んだことを救急活動の中で活用し、良い救急活動ができたという経験を得ることで学習は身に付きます。そして、学びの成果を振り返ることで、自らの学びの過程を客観視し、次の学びへ活かすことができる自立した学習者を育成することが可能になります（このプロセスが救急活動プロトコールの8番目の段階である「振り返り」になります）。

　図17の学習原理を応用した教育・訓練の基本的な過程を図18に示しました。教育・訓練で使用する教材の単位はできるだけ仕事全体、すなわち救急活動全体とします（1.「課題中心」の原理）。初心者を対象とする場合は、救急活動の中での難易度が低い、課題解決が容易な事例を最初に提示します。何か新しい情報を教える場合には新しい知識の使い方を示し、次に、応用の機会を与えます。その課題ができたら、次の課題に挑戦します。新しい課題は前の課題よりも難易度を少しだけ高く設定します。一方、インストラクターの支援などのコーチングは少なくします。仕事全体の難度を変化させながら

（少しずつ難しくする），かつ指導やコーチングは減らしていきながら，学習者が 1 人で救急活動を遂行できるように教育・訓練を設計します．

ⓓ 救急活動プロトコールと事後検証システム

　最後に，前述の学びをメディカルコントロール体制に組み込むシステムについて説明します．

　メディカルコントロール体制の目的は，傷病者の救命や予後改善を達成できるように救急隊のパフォーマンスを向上（傷病者のアウトカム〈成果〉改善）することにあります．その根幹は救急活動に関わる人材を対象とした教育・トレーニングにより，救急活動の質を PDCA（plan-do-check-action）のサイクルにより改善し続けることにあります．救急活動の質管理，すなわち PDCA サイクルは次のようになります．まず，救急活動の方針，達成目標とその手段としての救急活動の指針（処置，特定行為や処置拡大などを含む）をプラン（plan）として示し，救急活動を日常的に行います（do）．救急活動の結果は署内の事後検証（check）やメディカルコントロールとして事後検証（check）を受け，活動に改善点があれば，その改善策とともに消防署にフィードバックします．フィードバックを受けた消防署は，救急隊のパフォーマンスを改善するために何らかの対応を取ります（action）．パフォーマンスを改善するための対応は大きく 2 つがありますが，1 つは救急活動中に利用できるカードなどで業務を支援することがあります（ジョブ・エイドといいます）．もう 1 つは，署内研修で「できなかったこと」を「できる」に変換するための効果的・効率的・魅力的な教育・トレーニングを実施することで，その成果は実際の救急活動の中で行います．

　この本で紹介した救急活動プロトコールの台本を事前の教育・訓練，実際の救急活動，事後検証の書式，そして，署内や研究会での事例発表・症例報告の雛形（テンプレート）として共有することで，PDCA サイクルを用いた救急活動の質向上の効果・効率・魅力を高めることができます．そのプロセスを**表 5** に示しました．事前の教育・訓練では従来の教科書で知識を獲得しつつ，この本の救急活動プロトコールを使って，よくできる救急隊員の思考過程をなぞるように繰り返し練習し，たくさんのシナリオで学習した成果

を頭の中に入れます（次の練習ではそれまでに蓄積した知識を活用し，足らない知識を補っていきます）（表5の1.）．教育・訓練の成果は実際の救急活動で確認します（表5の2.）．国家資格を有する専門職によるプロフェッショナルの仕事は，ブリーフィングに始まり，デブリーフィングで終わります．医師の仕事も看護師の仕事も申し送りで始まり，申し送りで終わります．よくできる医療者は習慣的に仕事が始まる際のブリーフィングの前に自分なりの段取りをつけており，また，仕事が終わる際のデブリーフィングでは申し送りのほかに自分のパフォーマンスを振り返り，うまくできなかったことを分析し改善に向けてのアクションプランを考えています．

表5　事後検証システムを活用した救急活動の質向上の仕組み（PDCA サイクル）

	目的	方法	PDCA サイクル
1. 事前の教育・訓練	傷病者の救命・予後改善を達成する救急活動の実施	救急活動プロトコールとその教材を用いた学習・トレーニング	すでに決まっている plan（プロトコールなど）を do（実行）する
2. 救急活動	傷病者ごとに救急活動を行い，救命・予後改善に結びつける	学習・トレーニングの成果を用いて救急活動を行う	地域メディカルコントロールのプロトコールやプランを do（実行）する
3. 救急隊の振り返りと改善	行った救急活動を対象に，振り返りを行い改善を要する項目を同定する	救急活動の振り返り書式に沿って救急活動を整理し，改善点とその方法を明確化	救急活動ごとに活動の質を check（評価）し，改善の action を実践する
4. 署内の研修会での改善	良い活動・改善を要する活動を事例に救急活動プロトコールの使い方を確認する	スライド・紙を用いたシミュレーション，模擬患者を用いたシミュレーション	署の救急活動の質を check（評価）し，改善プランを策定する（action）
5. 医師による事後検証と改善	臨床推論の精度を高める．救急活動を医学的に査定し質を高める学習を処方する	医師と救急隊の臨床推論を比較し差分から学ぶ．差分の学習支援を設計する	救急活動を医学的に check（評価）し，フィードバック（action）を与える
6. 救急活動の改善	救急活動の指針やプランを改訂する	PDCAサイクルのcheck と action の項目を分析し，新たな plan を設計する	新たな plan（プロトコールなど）を策定し，次の PDCA サイクルへ

　救急活動を終えたら，まず救急隊として振り返りを行います（**表5の3.**）．
振り返りの要点は，まずうまく実行できたことをリストアップし，それが
なぜうまくできたのかの理由づけを行います（**表1**を使って評価の仕方や
選択の適切さを言語化する）．次に，改善を要する行動をリストアップし，
なぜうまくできなかったのかを分析します（**表1**を使って）．うまくできな
かった理由を特定できたら，次はできなかったことをできるように変換する
ための学習・訓練のメニューを考えます．これらの活動は救急隊が行う
PDCA の C（check）と A（action）になります．同じような活動は消防署
単位でも実行できますし（**表5の4.**），メディカルコントロールの医師を含め
臨床推論の精度を高めるため，あるいは医学知識を確認するといったやり方
（これも check と action になる）もあります（**表5の5.**）．

　Plan から開始した PDCA サイクルで，check と action が蓄積してきたら，
次の世代のプランを考える必要があります（**表5の6.**）．新しいプランを
導入することで次の PDCA サイクルが回り始めます．

参考文献

鈴木克明：特集 教育・研修技法－インストラクショナルデザインの基礎とは何か：
科学的な教え方へのお誘い．消防研修 2008 年（9 月）；84：52-68

参考資料

　この本の執筆に際しては，日本医療教授システム学会が開発した GOLD
メソッド（Goal-Oriented Learning Design method）を応用した．

　表 1，表 3，図 11 は GOLD メソッドのツールの 1 つである ID 式・知識
カードと呼ばれる教材である．

索　引

《著者紹介》

池 上 敬 一（いけがみ　けいいち）

1954 年　大阪府生まれ
1981 年　宮崎医科大学（現宮崎大学医学部）卒業
1989 年　医学博士（大阪大学）
1990 年　杏林大学医学部講師（救急医学）
1995 年　日本救急医学会救急指導医
1999 年　獨協医科大学越谷病院教授（救急医療科）
2007 年　日本医療教授システム学会代表理事

外科研修，救急医療の研修を経て救急医・指導医として大学病院に勤務.
2005 年以降シミュレーション医療教育・医療組織における人材育成（救急
医療従事者，研修医）の実践的な研究を開始. 救命救急センターにおける
効果的・効率的・魅力的な研修をチームでデザインするなどの活動を経て，
日本医療教授システム学会を設立し代表理事として活動している.

スクリプトで学ぶ 救急活動プロトコール

－優れた台本に従えば自然にレベルアップできる画期的な学習法－

2016 年 5 月 20 日　第 1 版第 1 刷発行

2023 年 9 月 15 日　第 1 版第 2 刷発行©

著　者　　池上敬一

発行者　　小林俊二

発行所　　**株式会社シービーアール**

〒 113-0033
東京都文京区本郷 3-32-6 ハイヴ本郷 3F
電話　(03) 5840-7561 (代)　FAX　(03) 3816-5630
E-mail／sales-info@cbr-pub.com

印刷・製本　三報社印刷株式会社

※定価はカバーに表示してあります　　ISBN 978-4-911108-01-7　C3047
Printed in Japan